Real World Data

医療従事者のための

リアルワールドデータの統計解析

はじめの一歩

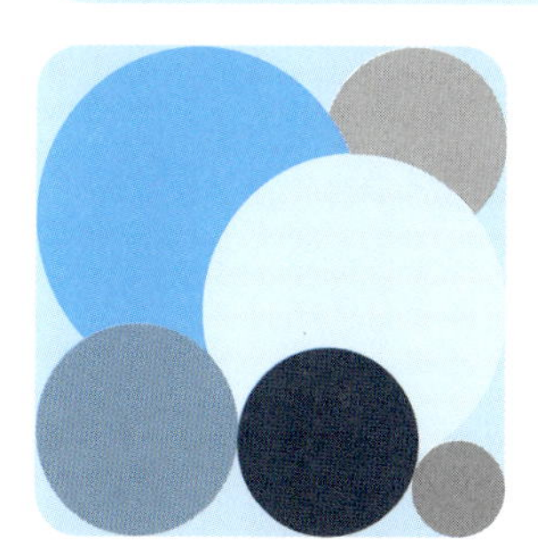

奥田千恵子 著

金芳堂

はじめに

本書を手にしていただいている方々の現在，あるいは，近い将来の職場である医療現場から日々生み出される膨大な量のデータは「日常診療データ」と呼ばれ，かつては「研究データ」とは別ものと考えられていました．臨床研究を志す医療従事者は多忙な日常臨床の合間に，「臨床家」から「研究者」へと頭を切り替えて研究プロトコールを作成し，研究費用を捻出し，研究テーマに沿って被験者を募り，同意を得た上で1例ずつコツコツとデータを収集しなければなりませんでした．

カルテの電子化，データベース化が進むにつれて，多くの医療機関で日常診療データが研究データとして二次利用されるようになってきました．現在では医学雑誌に投稿される論文のうち，電子カルテなどの既存のデータベースを利用した論文が9割近くを占めているとも言われています．このような流れの中で，リアルワールドデータ（RWD）という言葉が医療分野で頻繁に使われるようになりました．

RWDの定義は今でもそれほど明瞭ではありませんが，臨床試験などの実験的環境から得たデータに対して，カルテ由来の診療情報に加えて，診療報酬請求や疾患登録など，医療現場の情報をそのまま取得，整理したデータを総称することが多いと思われます．RWDを利用すれば，従来の臨床研究と比較して，データ収集のハードルを一気に下げることができます．規制当局が厳しい実施基準を設けている医薬品医療機器の開発においてさえもRWDを利活用しようという動きが出始めています．

RWDを利用する研究では，データ解析のハードルは逆に高くなります．例えば，ある疾患に対して治療法Aと治療法Bの有効性を比較する臨床試験（RCT）の場合，2群に分けた被験者に，ランダムに治療法を割り付けてアウトカムを比較しますが，そのような方法が使えないデータベース研究では，患者の性別や年齢，併存疾患や重症度などの背景因子が，治療法の選択やアウトカムに影響（交絡）するため，いかにして交絡因子を調整し比較可能性を担保するかが課題となります．

そのため，RWD の解析にはしばしば高度な統計モデルが用いられます．医学論文にはそのような統計モデルが日常的に登場するようになりましたが，現在のところ，初学者にも分かりやすく書かれた統計モデルの解説書は見当たりません．多くの医療従事者が臨床現場で疑問を持ち，エビデンスを求めて臨床研究を思い描き，その研究に必要な臨床データを身近に持ちながら，データ解析の壁に阻まれ，やむを得ず埋もれさせている現状があります．

本書では，統計モデルの解析法を習得する機会がない医療従事者を対象として，主に EZR のメニュー操作を用いてできるだけ分かりやすく解説し，さらに詳しい統計専門書や R プログラミング解説書へと橋渡しすることを目指しました．道筋が見えてさえいれば「千里の道も一歩から」です．まず，本書の数値例のデータファイルと EZR をダウンロードし，RWD 解析の「はじめの一歩」を踏み出しましょう．

執筆を終えるにあたり，金芳堂の名編集者，村上裕子氏に心より感謝申し上げます．私にとって初めての著書である「医薬研究者のためのケース別統計手法の学び方」（1999 年）の編集をしていただいたのが村上氏との出会いでした．それ以降 20 年に渡り，金芳堂より出版した全著書の編集を担当していただきました．定年退職されることとなり，本書が村上氏の最後の編集となったことにご縁の深さを感じます．編集の最終段階は一堂芳恵氏に引き継いでいただきました．改めて両編集者にお礼申し上げます．

2019 年秋

奥田千恵子

本書の使い方

本書は，RWDを利用した臨床研究を医療従事者が自ら行うための統計解説書です．

1）研究仮説を立てる，2）既存のデータベースから必要な研究データを抽出する，3）データに合った統計モデルを選択する，4）その統計モデルが扱えるソフトの操作に習熟する，5）統計ソフトの出力を読む，6）論文化を念頭に結論をまとめる，という一連の作業を，それほど統計学に精通していない一般的な医療従事者が行うという前提で解説しました．

まず，神田善伸氏により無償で提供されている，EZRをパソコンにインストールし，4）操作に習熟するところから始めましょう（2章～4章）．次に数値例として用いるデータセットの中からアウトカムとして用いる変数を選んでください（5章）．多変量解析は初めてという方は，連続量データである臨床検査値（cont）をアウトカムとすることから始めることをお勧めします（6章）．線形回帰分析（重回帰分析）はもっとも基本的な統計モデルです．とりあえず，6.2.1 線形回帰分析の準備と，6.2.2 線形回帰分析の実行と出力の読み方，を終了すれば，1）から6）までの作業の大筋が理解できます．連続量データ以外のアウトカムを扱う必要がある方はさらに読み進んでください．最初はソフトの出力の煩雑さに圧倒されるかもしれませんが，6章から8章まで同じ形式で書かれていますから慣れるに従って理解しやすくなるはずです．

反復測定データ（9章）など，通常の統計モデルでは扱いにくい構造をしているデータの解析にはRプログラミングが必要となります（10章）．一般的なRの解説書により系統的なプログラミング学習から始めると，統計解析とRプログラミングの両方を同時にマスターしなければならないので時間がかかりますが，本書では，EZRのメニュー操作からRプログラムによる解析へとスムーズに移行できるような構成になっています．EZRはRコマンダーというグラフィカル・ユーザー・インターフェース（GUI）を利用して作成されているので，メニュー操作をすると自動的に生成されるスクリプト（プログラム）が表示されます．これに少しずつ変更を加えることによってEZRのメニューに含まれていない解析も可能になります．R本体を用いた時と同じ出力が得られるので他のRの解説書の例題と比較することもできます．

実際のRWDの解析に際しては，データ解析以外にもさまざまな問題に対処する必要があります（11章）．本書では割愛しましたが，既存のデータベースからのデータ抽出や，収集されたデータの誤記入や欠測値などに対するデータ・クリーニングは，その後の解析の信頼性に関わる重要な作業であり他の良書を参照してください．

▶本書で用いたexcel数値例のデータファイルを，（株）金芳堂ホームページからダウンロードできます．

https://www.kinpodo-pub.co.jp/

目　次

6 連続量データの解析

7 2値カテゴリデータの解析

8 さまざまな分布型のデータの解析

9 反復測定データの解析

R プログラミングに挑戦！

1 リアルワールドデータの利活用

近年，多くの医療施設でカルテやレセプトの電子化が進み，検索機能によって必要なデータを抽出することができるようになったことにより，匿名化した上で研究データとして二次利用することが可能になりました．このような医療情報は特定の研究目的のために収集されたデータに対して，リアルワールドデータ（real world data, RWD）と呼ばれています．また，RWDから導き出されたエビデンスをリアルワールドエビデンス（real world evidence, RWE）と呼びます．

▶ RWDとなる医療データベース

RWDとは，医療現場の情報をそのまま取得，整理したデータです．具体的には電子カルテ由来の診療情報や診療報酬請求（レセプト，receipt），疾患登録（レジストリ，registry）などを指します[注]．これらのRWDは以下のような特徴を持っています．

電子カルテ由来の診療情報

医療機関が保有する診療データであり，データ項目数が多く情報は豊富です

注：医療情報のデータベース等を用いた医薬品の安全性評価における薬剤疫学研究の実施に関するガイドライン，独立行政法人 医薬品医療機器総合機構，2014 （https://www.pmda.go.jp/files/000147250.pdf）

が，医療機関ごとにデータ項目やデータ形式が異なることがあるため，複数施設のデータを統合して研究に使用する場合にはデータ形式の標準化が大きな課題となります．現在，厚生労働省と独立行政法人医薬品医療機器総合機構（PMDA）により，複数の医療機関の診療情報データを標準化・統合して利用することの可能なネットワークの構築が進められています[注]．

診療報酬請求（レセプト）

医療機関や薬局が診療報酬または調剤報酬請求のために作成するものであり，医科，歯科，調剤および診断群分類（Diagnosis Procedure Combination, DPC）の4種類があります．研究に利用可能なデータセットとして提供，あるいは，そのデータを用いて解析業務を請け負う民間サービスもあります．また，厚生労働省が構築しているナショナルレセプトデータベース（National Database of Health Insurance Claims and Specific Health Checkups of Japan, NDB）は，国民の大半の医療保険診療の請求情報が集約された大規模なデータベースであり，発生が稀な副作用や疾患をアウトカムとする薬剤疫学研究などに利用されつつあります．

疾患登録（レジストリ）

医療従事者らにより自発的にがん登録や特定の手術に関連する情報の集積が行われています．個々の目的に沿って特定のデータ項目が収集されるため，ある研究のために作成したレジストリを二次利用する場合には，レジストリの作成目的と二次利用の研究目的が異なると，必要なデータ項目が含まれていないため追加の情報収集や他のデータとのリンケージの検討が必要となることがあります．

▶ RWDの研究デザイン

臨床研究の多くは因果関係（cause-and-effect relationship）を求める分析的

注：MID-NETは厚生労働省の医療情報データベース基盤整備事業によって構築された電子診療情報データベースとその解析システム．2018年より協力医療機関10拠点に構築されたデータベースのPMDAによる分析システムの運用が開始されている．

研究であり，実験的研究（experimental study）と観察的研究（observational study）に分けられます．RWDを利用した研究は後者に分類されます．

例えば，特定の治療法の効果を調べる場合，実験的研究では研究者が患者にどのような治療（原因）を行うかを制御して介入（intervention）できますからアウトカム（結果，outcome）との関係は明瞭です．一方，既存のデータベースを利用した研究では，患者が受けた治療は，研究を計画している研究者とは別の医療者によって行われており，研究者自身がその患者に介入したわけではありません．治療法は一般的な疫学研究における食事や喫煙などと同様に，疾患の快癒や増悪に影響する暴露因子（exposures）として扱われます．実験的研究のような制御ができない観察的研究では，原因が先，結果が後という時間的関係が判別できるデザインかどうかによってエビデンスレベルが異なります．

RWDを利用したデータベース研究の多くは，横断的（cross-sectional），または，縦断的（longitudinal）な後向きコホート研究（retrospective cohort study）です．この研究デザインで留意すべき点は適切な対照群が設定できるかどうかです．対照とは，通常は，同一の研究者によって同時に研究に組み込まれ観察される内部対照（internal control）を指します．適切な同時比較対照群を設定できない場合は，エビデンスレベルはやや低くなりますが，注目する

表　因果関係を求める臨床研究のデザインの分類　（表の下の方ほどエビデンスが強い）

A. 記述的研究（主として探索的研究として行われる，対照がない）
　　例：症例報告，症例集積研究，特定地域の健康調査など
B. 分析的研究（主として検証的研究として行われる，対照がある）
　1. 観察的研究（対象を制御せず，聞き取り調査や健康診断のみを行う）
　　a. 横断的研究（時間の要素がない）
　　　例：有病率や検査値の群間比較，相関関係など
　　b. 縦断的研究（時間の要素がある）
　　　1）後向き研究（スタート時点で「結果」が得られている）
　　　　例：後向きコホート研究，ケース・コントロール研究など
　　　2）前向き研究（スタート時点で「結果」が得られていない）
　　　　例：前向きコホート研究など
　2. 実験的研究（対象を制御し，薬剤の投与や処置などの介入を行う）
　　　例：臨床試験など

要因を持つ群と年齢，性別，疾病，併用治療などが可能な限り似た集団や，過去のデータを歴史的対照（historical control）として比較することも可能です．

（参考文献20）

▶ RWDの統計解析

因果関係を調べる研究において，原因と思われる因子（例，治療法）と，結果と思われる因子（例，治癒）の，両方と関わりのある因子を交絡因子（confounding factor）と呼びます．RWDを利用した研究では，何らかの方法で交絡因子の影響を除いておかないと，治療法と治癒との間に見せかけの因果関係が生じたり，逆に，あるはずの関係が検出できなくなったりしてしまいます．

回帰分析は交絡因子の影響を除く方法として広く用いられている統計手法です．データベース研究では，臨床検査値などの連続量データ（continuous data）をアウトカムとする場合には線形回帰分析，生／死や有効／無効などの2値カテゴリデータ（binary data）で表されるアウトカムには2項ロジスティック回帰分析を用いるのが定石となっています．

線形回帰分析や2項ロジスティック回帰分析では扱えないアウトカムもあります．また，RWDは同一患者から複数回測定され，欠測値が多く，測定時点が不ぞろいで，施設や治療者による偏り（クラスター化）があるなど，通常の解析手法では扱いにくいデータ構造をしています．そのため，RWDの統計解析には，一般化線形モデル（generalized linear model）や混合効果モデル（mixed effect model）などの高度なモデルが使われることもあります．

▶ 最近の統計ソフト事情

高度なモデルによる統計解析は今や医学論文には日常的に見られるようになってきましたが，SASやSPSSなどの汎用統計パッケージが必要になります．SASは，製薬企業では米国FDA（食品医薬品局）へ承認申請する際の事実上のスタンダードとなっている信頼度の高いソフトですが法人を対象とした高額なレンタル制をとっています．2014年にSAS University Editionが無償で提供されるようになり，アカデミックな目的であれば個人のパソコンにダウンロードして有償のSASに含まれる機能をほとんど利用することができるようになりました．SPSSは教育機関などでよく利用されていますが，高度な解析法にはいくつかのオプションシステムが必要なため，個人で所有するには高価なソフトです．どちらも職場にソフトがなかったり解説書が難解だったり，何となく敷居が高いと感じる医療従事者も少なくありません．

最近，医療分野でも利用者が増えてきている統計ソフト，Rは国際共同研究プロジェクトで開発され，公開，配布されているオープンソースのフリーソフトウェアです．誰でも簡単に自分のパソコンにダウンロードすることができて，高価な汎用統計パッケージに匹敵する解析能力を持つソフトです．かつては製作者不詳の自作ソフトといった位置づけで，真偽の程はわかりませんが，Rを使った論文を投稿するとプログラムの信頼性を保証するデータを要求されると言われていましたが，今や書店の棚に解説書があふれる人気ソフトとなっています．

しかし，Rは自分でプログラミング（コンピュータに命令する用語を用いて記述）する必要があります．Rプログラミングを系統的に習得するにはかなり時間がかかります．Rの解説書の多くは，統計解析とRプログラミングの両方を同時にマスターしなければならないため，医療従事者にとって負担の大きいものになっています．

（参考文献5）

▶ EZR

EZR（Easy R）という操作の簡易なメニュー型ソフトが2012年に神田善伸氏（自治医科大学附属さいたま医療センター血液科教授）により無償で提供されて以来，状況が一変しました．現在ではEZRを使用した多くの論文が国際誌にも掲載されるに至っています．神田氏が著書に書いておられるように，「まずは簡単なEZRで統計に馴れてから，いずれRのスクリプト入力（プログラミング）に挑戦する」ということも可能になります．

（参考文献16）

本書では，統計ソフトによる解析法を習得する機会がないまま，せっかくの貴重な臨床データを埋もれさせている医療従事者を対象として，主にEZRのメニュー操作を用いてできるだけ分かりやすく解説し，さらに詳しい統計専門書やRプログラミング解説書へと橋渡しすることを目指しました．

2
EZR のダウンロードとインストール

EZR は自治医科大学附属さいたま医療センター血液科ホームページ（http://www.jichi.ac.jp/saitama-sct/SaitamaHP.files/download.html）からダウンロードします．数分で終了する簡単な作業です．R 本体も同時にダウンロードされます．本書では Windows 版についてのみ説明しますが，ホームページには MacOS 版や LINUX 版も示されています．また，CRAN（R 本体の Web サイト）に正式に登録されたパッケージを用いる方法も示されています．

① ホームページのダウンロードをクリックする

セットアッププログラム（EZRsetup.exe）のダウンロードが始まる．Windows版はWindowsXP/Vista/7/8/8.1/10に対応している．

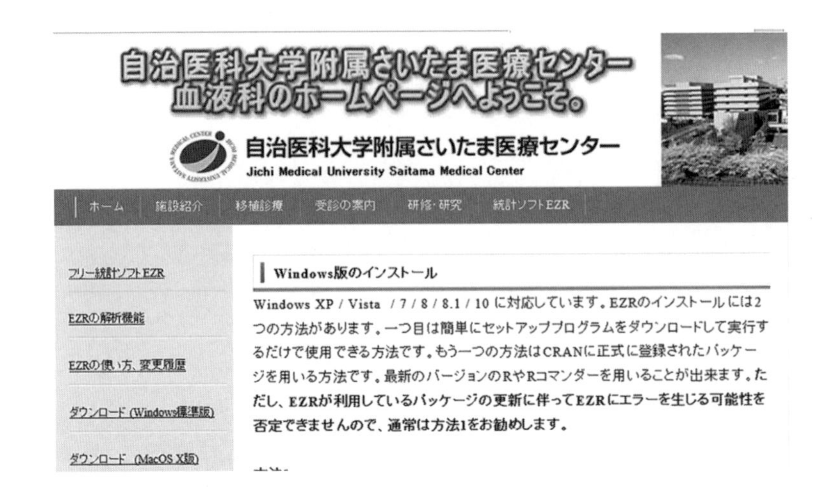

② セットアッププログラムが表示される

次へ>をクリックすると，RおよびRコマンダー，その他の必要なパッケージを含めてすべてインストールされる（32ビット版と64ビット版の両方のEZRがインストールされるが，32ビットWindowsでは前者のみ使用可能．64ビットWindowsではどちらを使ってもよい）．

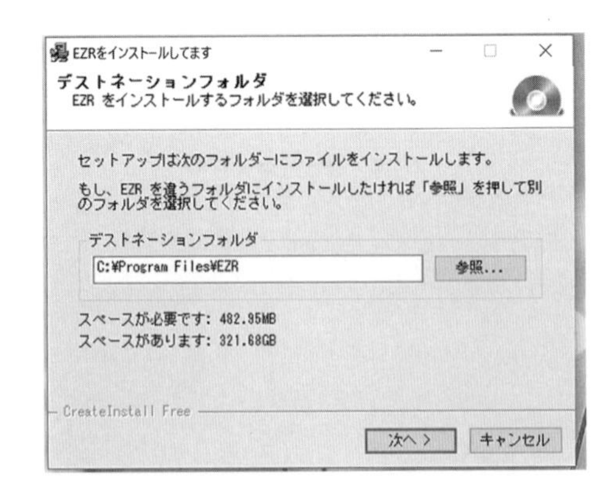

③　EZR のアイコンが生成する

Windows のスタートメニューに EZR（32-bit）と EZR（64-bit）のアイコンが作成されるので，使用する方のショートカットアイコンをデスクトップに作成しておく．

④　EZR のアイコンをクリックすると R コマンダーが表示される

R コマンダーには［R スクリプト］ウインドウ（上部）と，［出力］ウインドウ（下部）があり，最上部の［ファイル］，［編集］，［アクティブデータセット］などのメニュー，あるいは，その下のデータセットの 編集，表示 および 保存 により基本的な操作を行うことができる．

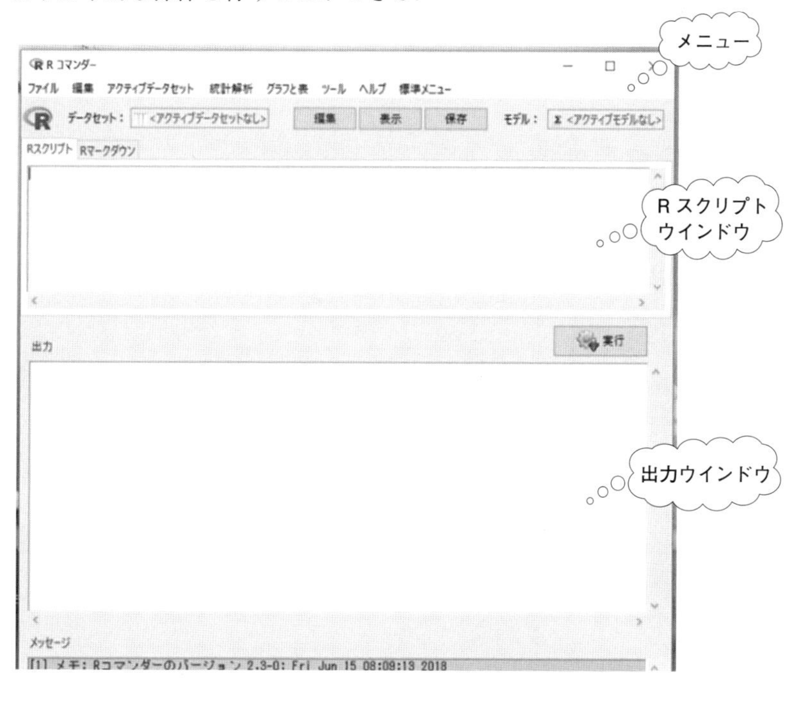

⑤ R Console も同時に表示されるが EZR の操作には使用しない．R を単独で使う時に利用（☞付録 1. R 本体の利用）．

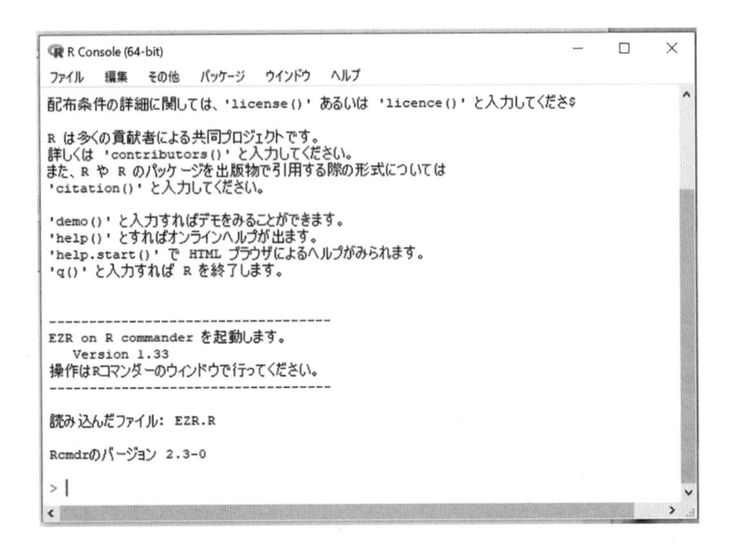

（参考文献 16）

3
EZR のメニュー操作

EZR の R コマンダーのツールバーには 8 つのメニュー項目があります．本章では使用頻度の高い「ファイル」，「統計解析」，「グラフと表」および「標準メニュー」の使い方を説明します．

3.1 データセットの読み込みと保存

EZR はさまざまなファイル形式で保存したファイルを読み込むことができます．他のソフトで作成したファイルを，読み込み側で扱えるデータ形式に変換して読み込むことをインポート（import）と呼びます．本節では，excel 形式のデータファイルのインポート手順を説明します．

まず，本書の数値例に用いるデータセット data_x を excel で作成し，デスクトップに保存しておきます[注]．データセットの各変数の内容は後の章で説明します（☞ 5 データセットの解析計画）．

	A	B	C	D	E	F	G	H
1	ID	age	gender	treatment	conc	cure	freq	score
2	1	61	M	A	113	0	1	3
3	2	51	F	A	142	0	2	4
4	3	53	M	A	82	1	0	2
5	4	53	M	A	160	0	4	4
6	5	45	M	A	142	0	2	4
99	98	55	M	B	101	1	1	2
100	99	45	F	B	50	1	0	1
101	100	67	M	B	57	1	0	1

excel で作成したデータセット data_x

注：Excel 2007 以降のバージョンで作成すると，通常，Excel ブックというファイル形式（拡張子が .xlsx）で保存される．

A. excel形式のデータファイルのインポート

① インポートするデータのファイル形式を選択する[注]

Rコマンダー画面の最上部に並んだメニューの［ファイル］のプルダウンメニューから［データのインポート］→［Excelのデータをインポート］を選択.

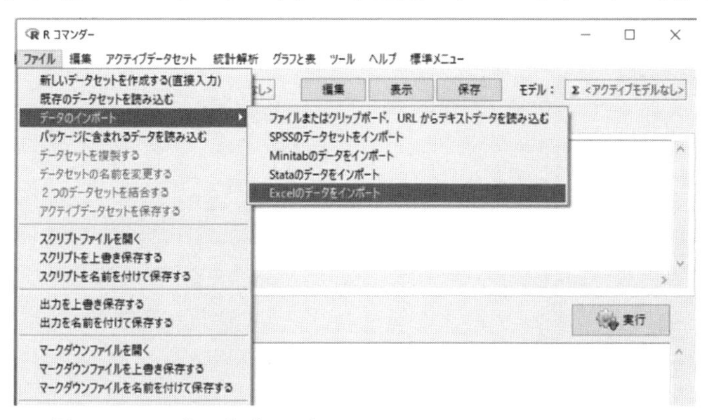

② EZRで用いるファイル名をつける

データファイルをインポートする前に，EZRで用いるデータセット名を入力するダイアログボックスが表示される．適当な名前をつけて，OKをクリックする．

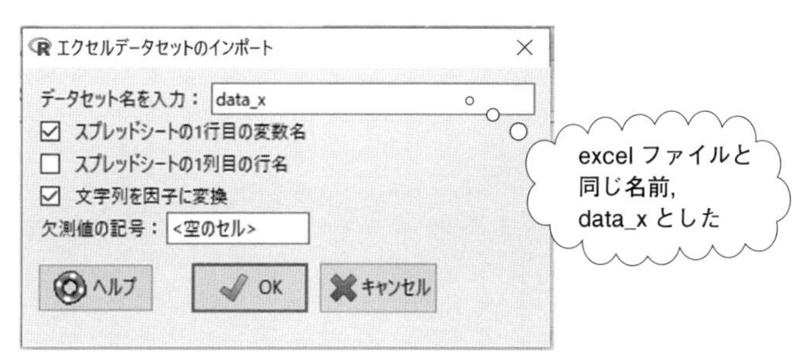

注：Excel，SPSS，Minitab，およびStata以外のファイル形式（.txtや.csvなど）のデータセットをインポートする時は，［ファイル］→［データのインポート］→［ファイルまたはクリップボード，URTからテキストデータを読み込む］を選択.

③　インポートを実行する

デスクトップに保存したdata_xを選択し，開くをクリックするとEZRにインポートされる．

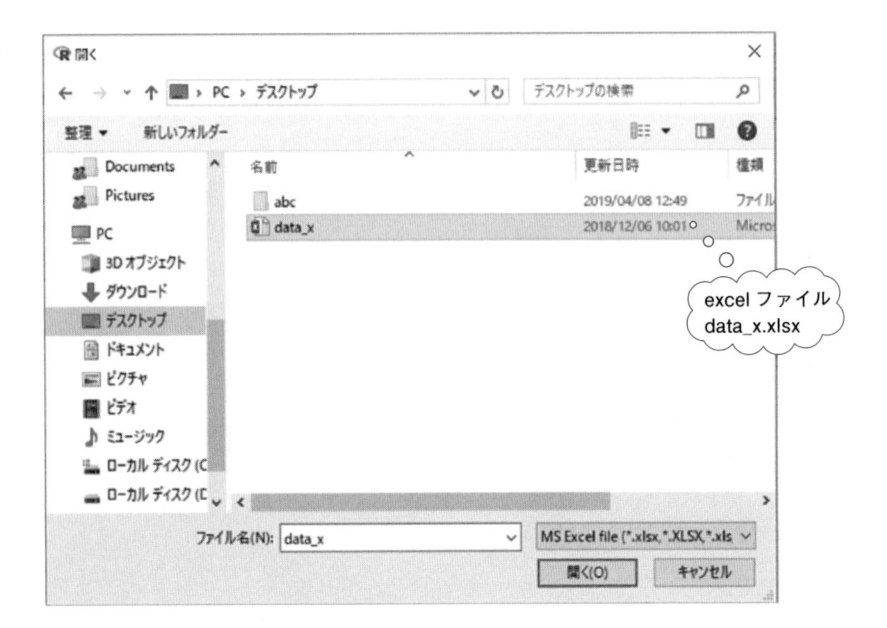

④ ファイルの内容を確認する

Rコマンダーの上部のデータセット：の 表示 をクリックすると data_x の内容が確認できる.

data_x

	ID	age	gender	treatment	cont	binom	freq	score
1	1	61	M	A	113	0	1	3
2	2	51	F	A	142	0	2	4
3	3	53	M	A	82	1	0	2
4	4	53	M	A	160	0	4	4
5	5	45	M	A	142	0	2	4
6	6	70	M	A	201	0	8	5
7	7	59	M	A	103	1	1	2
8	8	38	M	A	179	0	5	5
9	9	62	M	A	129	0	2	3
10	10	38	F	A	113	0	1	3
11	11	50	F	A	123	0	1	3
12	12	77	F	A	138	0	2	3
13	13	39	M	A	118	0	1	3
14	14	80	F	A	123	0	1	3
15	15	50	F	A	157	0	3	4
16	16	52	F	A	98	1	0	2
17	17	31	M	A	99	1	0	2
18	18	72	M	A	167	0	4	4
19	19	70	M	A	150	0	3	4
20	20	70	F	A	108	1	1	2

⑤ データセットを保存する

保存するフォルダを選び, 保存 をクリックすると, Rのオリジナルのファイル形式 (data_x.rda) として保存される.

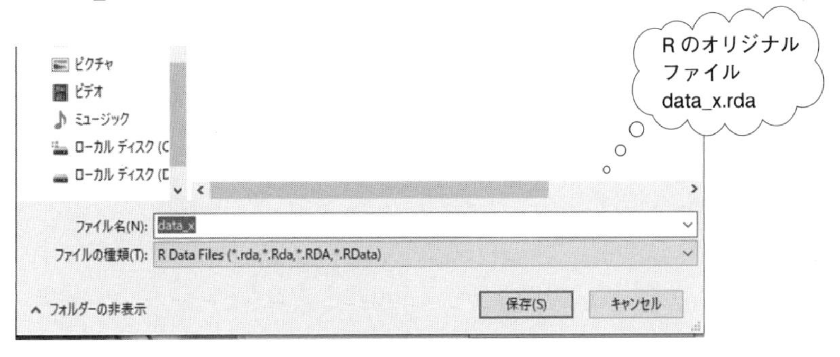

B. R のオリジナルのファイル形式のデータセットの読み込み

① ［ファイル］→［既存のデータセットを読み込む］

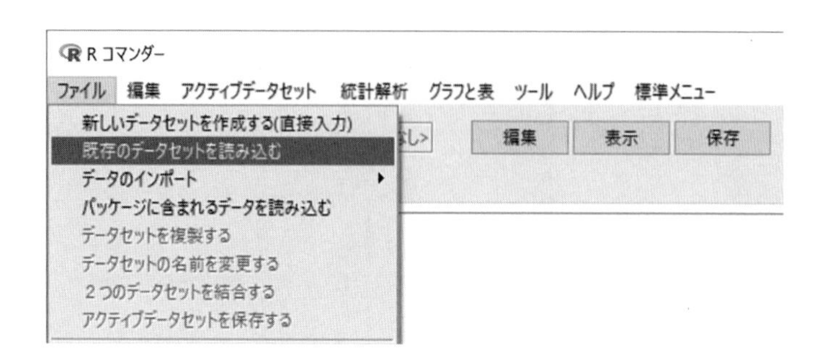

② 保存したフォルダから data_x.rda を選択し，開く をクリック．

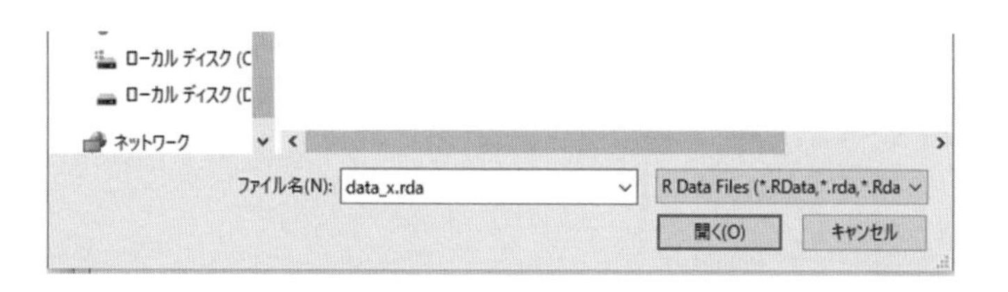

③ データセット：［　　　　］に data_x が現れる．
data_x が現在アクティブ注になっていることを示す．

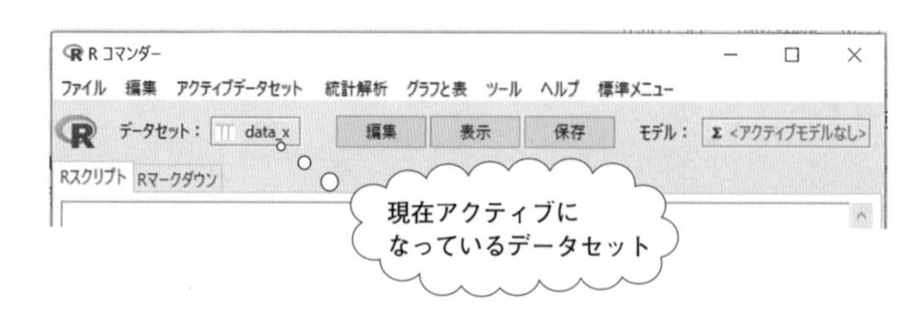

注：データセットがアクティブになっていると［統計解析］や，編集，表示，保存ができる．

3.2 統計解析のメニュー操作

EZRは医学研究者により作られたソフトです．統計学が苦手な研究者でも統計手法の選択や解析結果の解釈ができるように設計されており，ユーザーとしての研究者の視点が感じられます．

例えば，統計解析のメニューは，手法選択の分かりやすさを重視した［統計解析］と，高度な解析手法への拡張性を重視した［標準メニュー］があります．いずれを用いても同じ解析ができるのですが，［統計解析］では，一般的な研究者が知りたい解析結果がわかりやすい形で示されます．出力ウインドウを上に向かってスクロールすると，［標準メニュー］を用いた時に得られるRの定型的な解析結果も現れます．難解な統計量も含まれているので，そちらの方は見たくなければ見ずに済むという具合です．

本節では，EZRのメニュー操作と出力内容の関係に注目しましょう．解析結果は後の章で説明します（☞ 6.2 線形回帰分析の実際）．

A. ［統計解析］を利用する場合

① ［統計解析］をクリックすると，以下のようなプルダウンメニューが現れる．

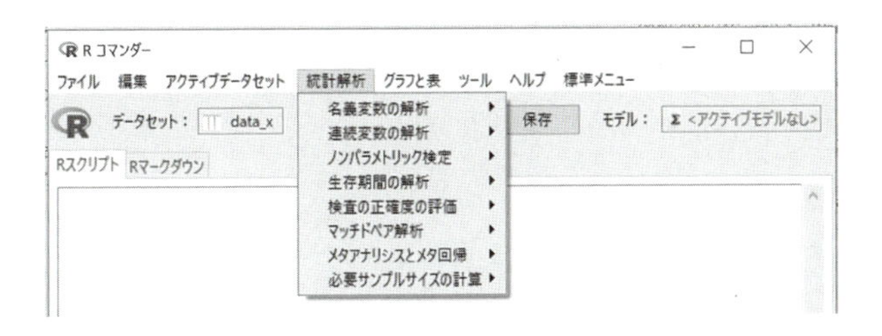

EZRでは，基本的な解析手法に関して，カテゴリデータ（名義変数）と連続量データ（連続変数）に大別し，その中から手法を選択するメニュー構造に

なっています.

まず,［連続変数の解析］にはどのような手法が使われるのか見てみましょう.

② ［統計解析］→［連続変数の解析］

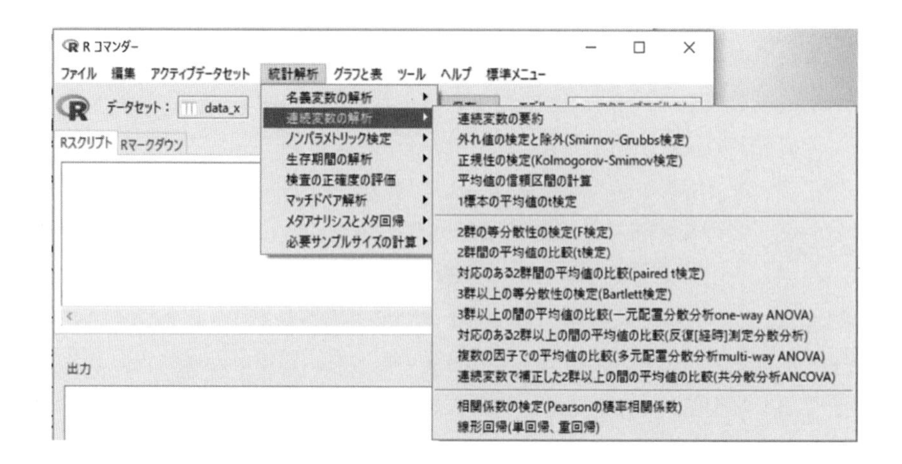

サブメニューは3つのパートに分かれています.上段は［連続変数の要約］や［正規性の検定］など,主にデータセットの探索に用いられる手法です.中段は主として2群あるいは3群以上の間で連続量データの平均値を比較する手法です.下段は相関分析と線形回帰分析です.

［線形回帰（単回帰,重回帰)］を選択し,data_xに含まれるデータを利用して線形回帰分析をしてみましょう.

③　[統計解析] → [連続変数の解析] → [線形回帰（単回帰，重回帰)][注]

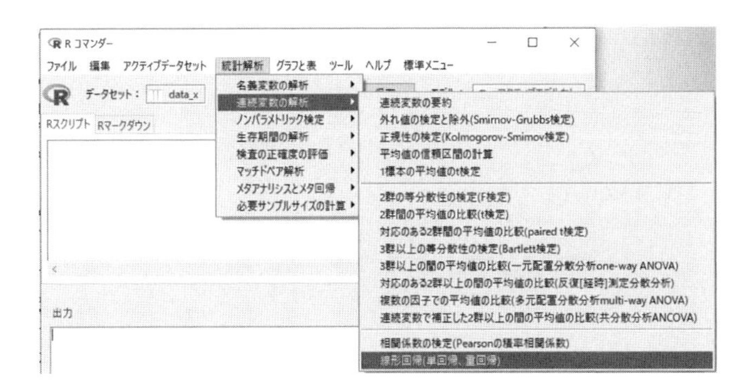

④　[線形回帰（単回帰，重回帰)] のダイアログボックスで，[目的変数] に cont,［説明変数］に age を選択．他の項目はデフォルト（初期設定）のまま．モデル名（RegModel.1）は自動的につけられる．OKをクリックする．

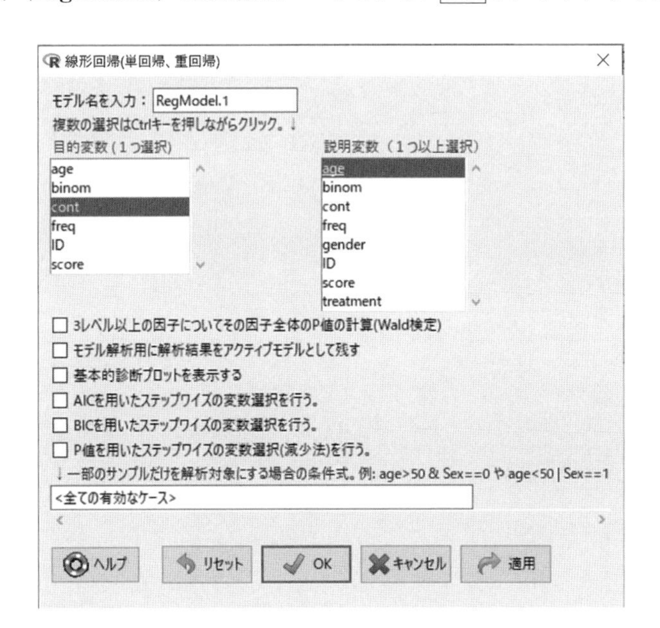

注：線形回帰分析では，単変量解析を単回帰（simple regression），多変量解析を重回帰（multiple regression）と呼ぶ習慣がある．

⑤ 解析結果が出力ウインドウに表示される.

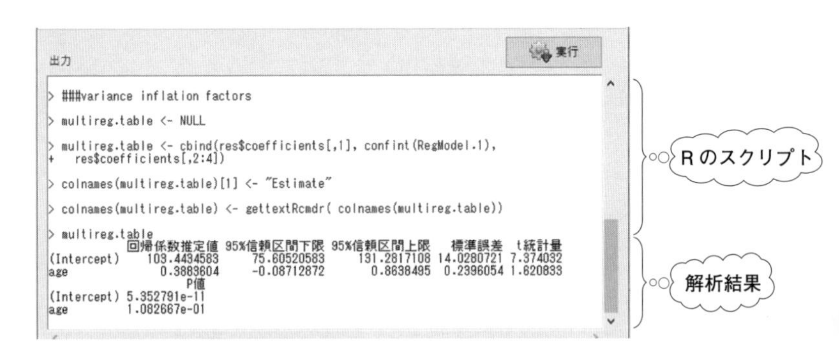

解析結果（青色）だけでなく，計算手順などが書かれているRのスクリプト（>の後に書かれている部分，赤色）も出力されています.

［統計解析］では解析結果が複数か所に分けて出力されることがあります.［線形回帰（単回帰，重回帰）］では，出力ウインドウを上に向かってスクロールすると以下のような，［標準メニュー］による解析結果（☞ B.［標準メニュー］を利用する場合③）が現れます.

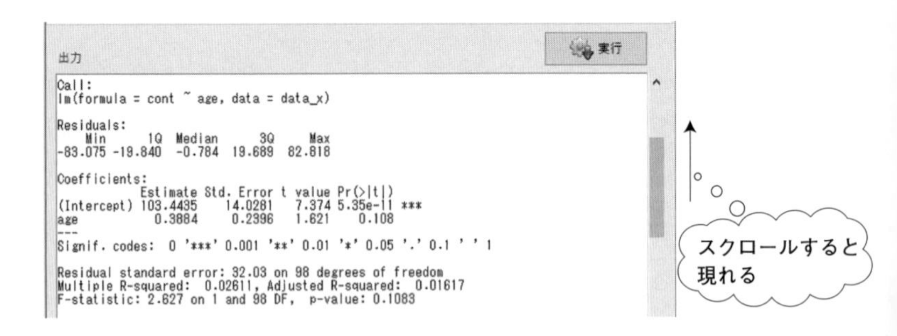

⑥　解析結果を保存するには，［ファイル］をクリックし，プルダウンメニューの［出力を名前を付けて保存する］を選択.

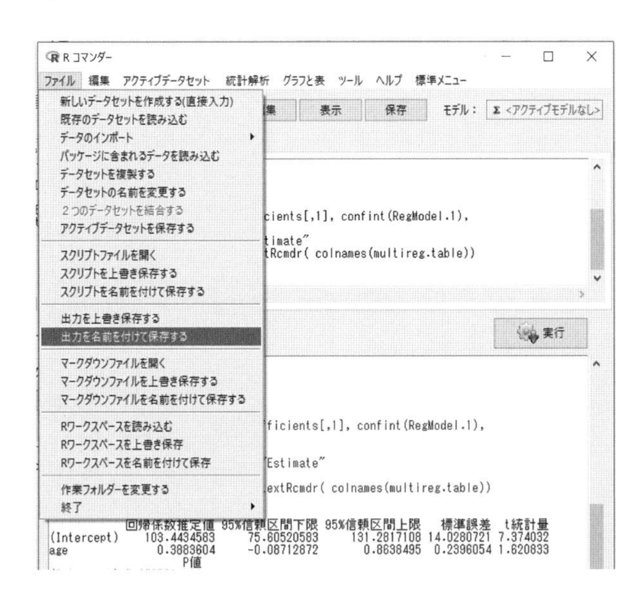

ファイル名を付け，保存 をクリック．出力ウインドウの内容がすべてテキストファイル形式（例：reg.txt）で保存される.

B.［標準メニュー］を利用する場合

①［標準メニュー］→［統計量］→［モデルへの適合］→［線形モデル］

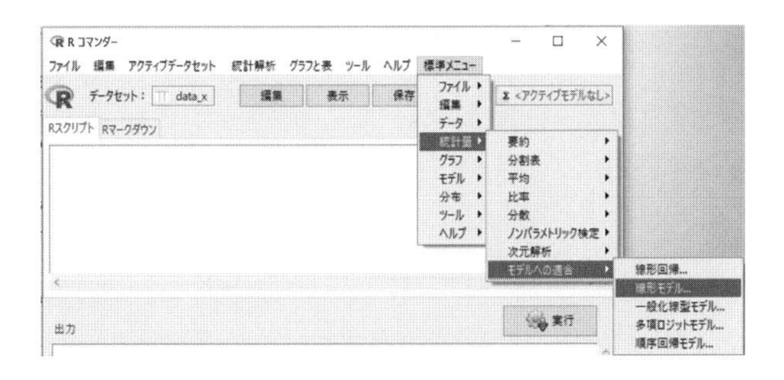

② ［線形モデル］のダイアログボックスで，［変数］の中から，左辺にcont，右辺にageを選択（モデル，cont ~ ageを枠内に直接書き込むこともできる）．モデル名（LinearModel.2）は自動的につけられる．

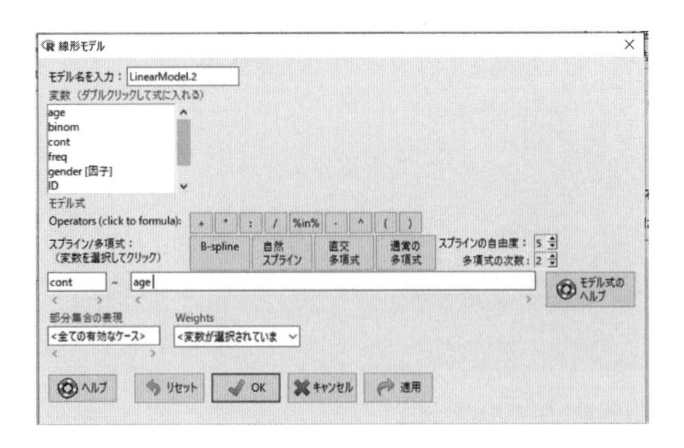

③ 解析結果が出力ウインドウに表示される．

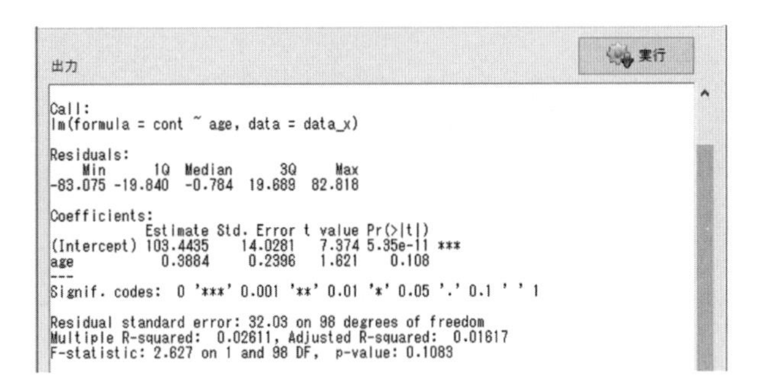


```
Call:
lm(formula = cont ~ age, data = data_x)

Residuals:
    Min      1Q  Median      3Q     Max
-83.075 -19.840  -0.784  19.689  82.818

Coefficients:
            Estimate Std. Error t value Pr(>|t|)
(Intercept) 103.4435    14.0281   7.374 5.35e-11 ***
age           0.3884     0.2396   1.621    0.108
---
Signif. codes:  0 '***' 0.001 '**' 0.01 '*' 0.05 '.' 0.1 ' ' 1

Residual standard error: 32.03 on 98 degrees of freedom
Multiple R-squared:  0.02611, Adjusted R-squared:  0.01617
F-statistic: 2.627 on 1 and 98 DF,  p-value: 0.1083
```

④ 解析結果の保存操作は［統計解析］を利用する場合と同じ（☞ A.［統計解析］を利用する場合⑥）．

3.3 グラフのメニュー操作

グラフのメニューも，統計解析と同様，分かりやすさを重視した［グラフと表］，および，拡張性を重視した［標準メニュー］があります．散布図を描いてみましょう．

A. ［グラフと表］を利用する場合

① ［グラフと表］をクリックすると，以下のようなプルダウンメニューが現れる．［散布図］を選択．

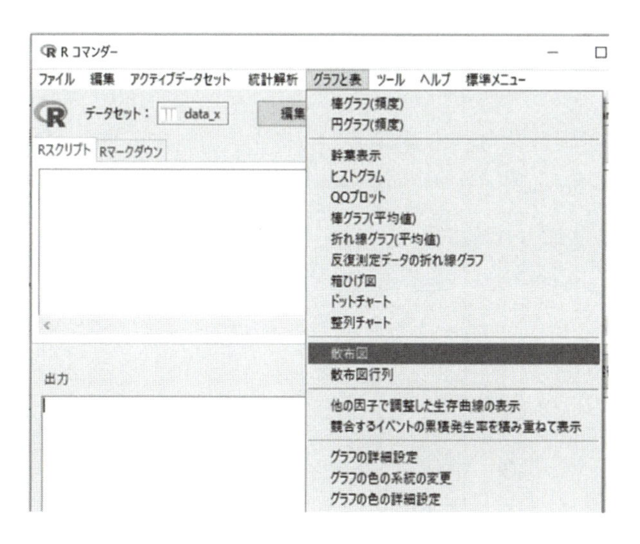

② ［散布図］のダイアログボックスで［x 変数］に age，［y 変数］に cont を選択し，options はデフォルト（初期設定）まま OK をクリック．

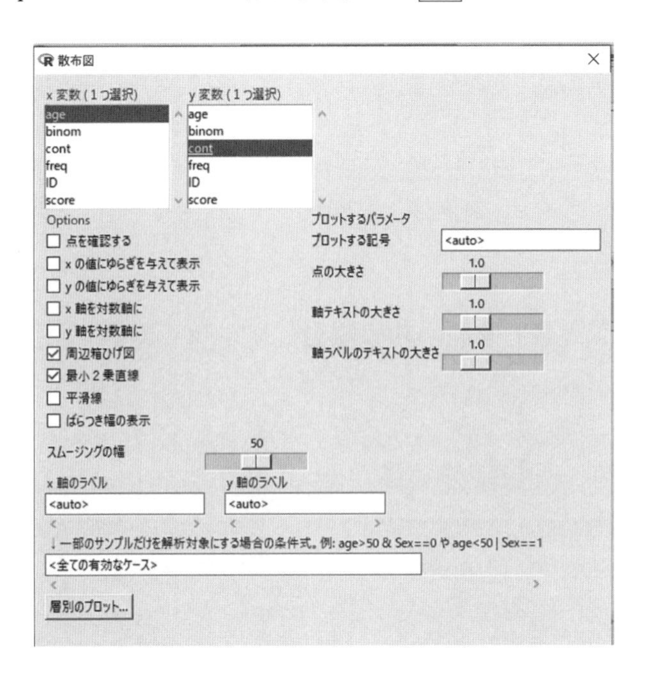

③ グラフが表示される．

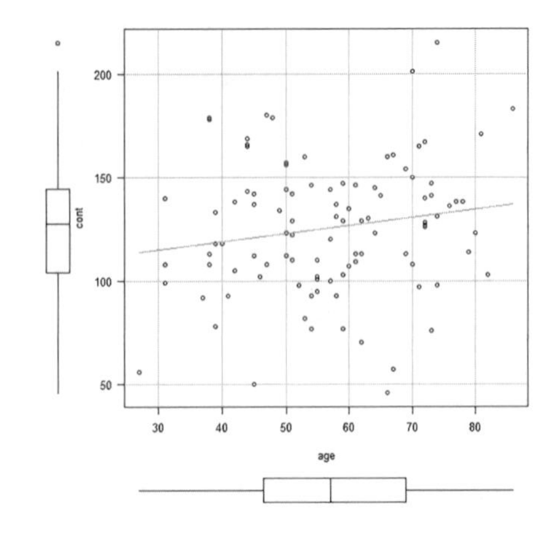

④　グラフを保存するには，R Graphics のメニューの［ファイル］をクリックし，プルダウンメニューの［別名で保存］の中から適当なファイル形式を選択．ファイル名を付け，保存 をクリック．

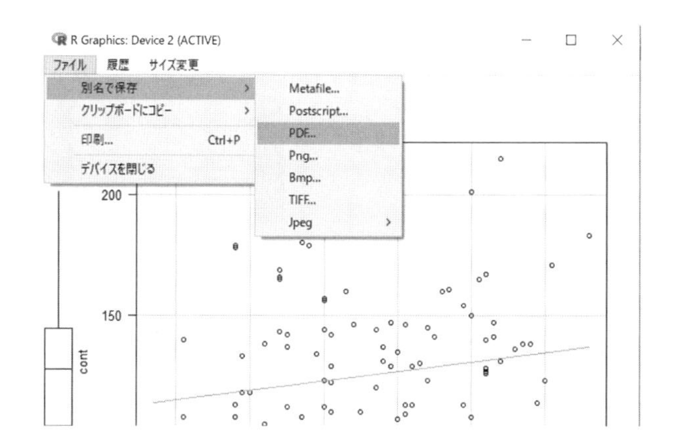

B. ［標準メニュー］を利用する場合

①　［標準メニュー］をクリックすると，以下のようなプルダウンメニューが現れる．［グラフ］を選択し，次に現れるプルダウンメニューから［散布図］を選択．

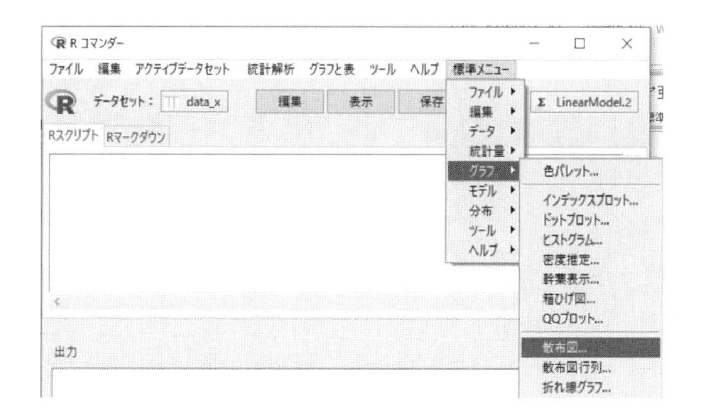

② ［散布図］のダイアログボックスで［x 変数］に age, ［y 変数］に cont を選択し，オプションはデフォルト（初期設定）のまま OK をクリック．

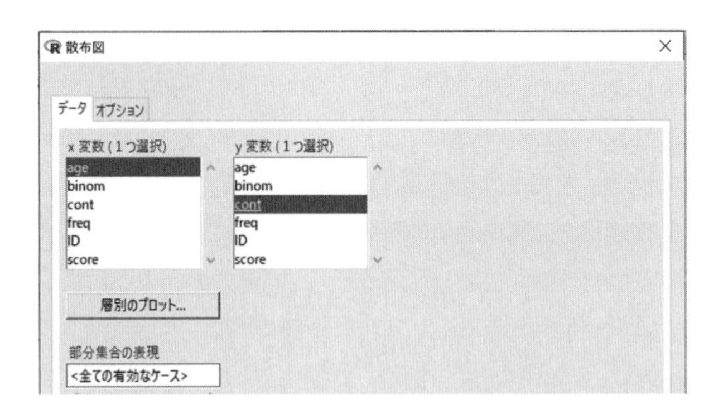

③ グラフが表示される（デフォルトでは周辺箱ひげ図や最小2乗直線は描かれない）．

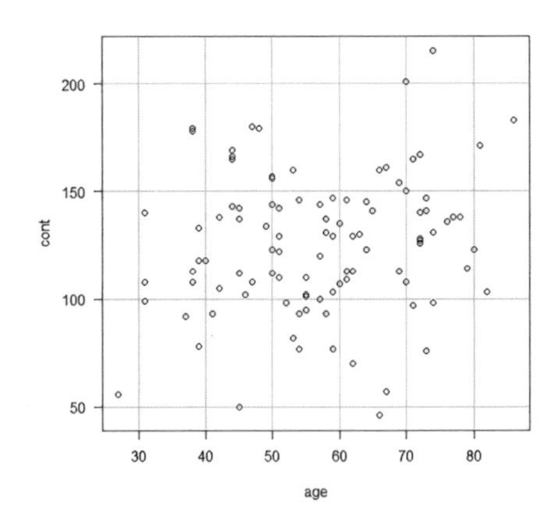

④ グラフの保存操作は［グラフと表］を利用する場合と同じ（☞ A.［グラフと表］を利用する場合④）．

4
R スクリプトウインドウの使い方

Rコマンダーのメニューの下には，「R スクリプト」タブの付いたスクリプトウインドウがあります．EZR をメニュー操作で用いる場合はほとんど見ることのない部分ですが，言わばエディタです．R 本体（R コンソール）を利用してスクリプトを書くのと同じ使い方ができます。スクリプトを新たに最初から書くこともできますが，EZR のメニュー操作の後に自動的に表示されるスクリプトを変更したり，別のスクリプトを書き加えたりすることもできます．

本書では R プログラミングの入り口として R スクリプトウインドウを利用します．

4.1 メニュー操作により自動的に書かれるスクリプト

EZRのメニュー操作をすると自動的に作成されたスクリプト（script）がRスクリプトウインドウに表示されます．前章で，data_xに含まれる連続量データcontとageを用いて行った線形回帰分析のスクリプトを見てみましょう．

A. ［統計解析］を利用した時のスクリプト

（☞ 3.2 統計解析のメニュー操作 A－⑤）

Rスクリプトウインドウを上にスクロールすると，全体で12行のスクリプトが現れます．［統計解析］は，ユーザーにとって分かりやすい出力にするために，解析結果の必要最小限の情報だけを提供し，余分な部分を切り捨てており，スクリプトは逆に複雑なものになっています．

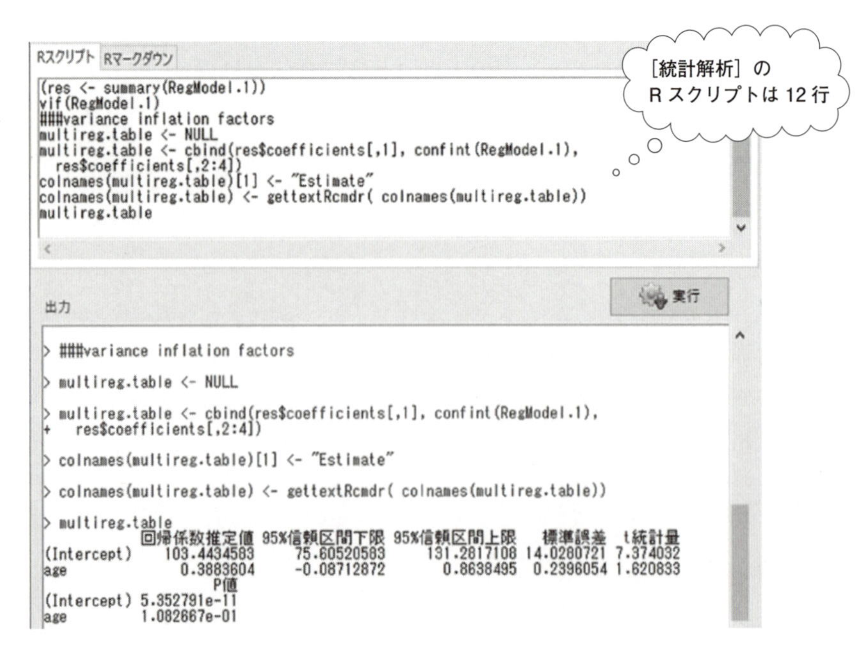

B. ［標準メニュー］を利用した時のスクリプト

（☞ 3.2 統計解析のメニュー操作 B－③）

R コマンダー
ファイル　編集　アクティブデータセット　統計解析　グラフと表　ツール　ヘルプ　標準メニュー
データセット：data_x　編集　表示　保存　モデル：Σ LinearModel.3
Rスクリプト　Rマークダウン
LinearModel.1 <- lm(cont ~ age, data=data_x)
summary(LinearModel.1)
［標準メニュー］の
R スクリプトは
わずか 2 行
実行
出力
Call:
lm(formula = cont ~ age, data = data_x)
Residuals:
Min 1Q Median 3Q Max
-83.075 -19.840 -0.784 19.689 82.818
Coefficients:
Estimate Std. Error t value Pr(>|t|)
(Intercept) 103.4435 14.0281 7.374 5.35e-11 ***
age 0.3884 0.2396 1.621 0.108

Signif. codes: 0 '***' 0.001 '**' 0.01 '*' 0.05 '.' 0.1 ' ' 1
Residual standard error: 32.03 on 98 degrees of freedom
Multiple R-squared: 0.02611, Adjusted R-squared: 0.01617
F-statistic: 2.627 on 1 and 98 DF, p-value: 0.1083

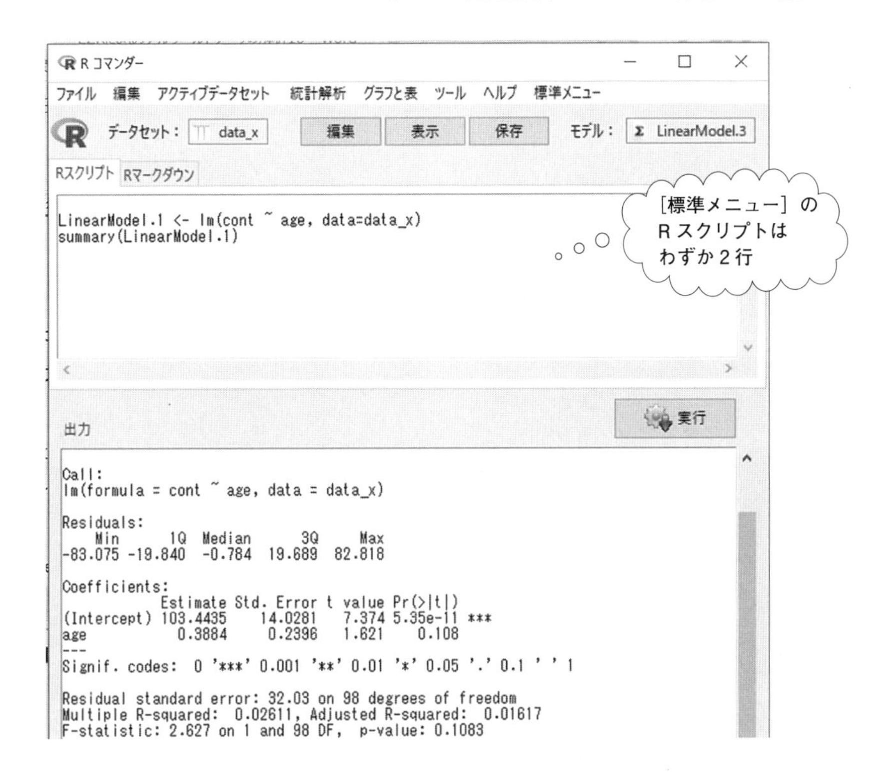

［標準メニュー］では，R のライブラリ（library）に含まれる関数（function）を利用してわずか 2 行で複雑な解析を行っています．R 本体を用いて同じスクリプト（プログラム）を書けば同じ出力が得られるので，他の R 学習用テキストの例題と比較することもでき，プログラミングの練習には最適です．

まず，メニュー操作後のスクリプトを読んでみましょう．

```
LinearModel.1 <-lm (cont ~ age, data=data_x)
summary (LinearModel.1)
```

- ✓ LinearModel.1は［標準メニュー］で回帰分析を行うと自動的に付けられるモデル名です．自分でスクリプトを書く時はabcなど自由に名前をつけられます[注].
- ✓ Rでは，モデル（回帰式）は ~ を挟んで目的変数を左辺に，説明変数を右辺におき，cont ~ age と表します．多変量解析では，モデルに含まれる説明変数を + で結合します（例： cont ~ treatment + gender + age）.
- ✓ lm( ) は線形回帰分析を実行する関数です[注2]．( ) の中には，引数としてモデルとデータセット名のみ入力します（data= はデータセットとして data_x を使うことを表す）.
- ✓ <- は，右辺（線形回帰分析の結果）を左辺（LinearModel.1）に代入する演算子です．代入とは，後に続くスクリプトを読みやすくするために行う操作であり，左辺と右辺の中身は同じです.
- ✓ summary( ) は引数であるモデル，LinearModel.1の解析結果を要約して出力させる関数です．summary (lm (cont ~ age, data = data_x)) と記述しても同じ結果が得られます.

注：Rプログラミングでは，データや数の配列，文字列，関数などを総称してオブジェクト（object）と呼ぶ．オブジェクトに付ける名前はアルファベット，アンダースコア _ ，または数字で構成される必要があり，空白を用いることはできない．大文字と小文字を区別するので，AbcやABCはabcとは別のオブジェクトを指す.

注2：コンピュータプログラムにおける関数とは特定の操作を行うための命令をまとめたものである．引数とは，その関数と外部との間で値をやりとりするための特別な変数（あるいはその値）．lm( ) にはモデルとデータセット名以外にも多くの引数があるが，特に指定しなければデフォルト（初期設定）が適用される.

4.2 スクリプトに変更を加える

連続量データ age の代わりに，2 値のカテゴリデータ gender を用いた線形回帰分析をしてみましょう．R スクリプトウインドウに残っているスクリプトに簡単な変更を加えるだけです.

① R スクリプトウインドウの，age をマウスでドラッグして選択し，削除.

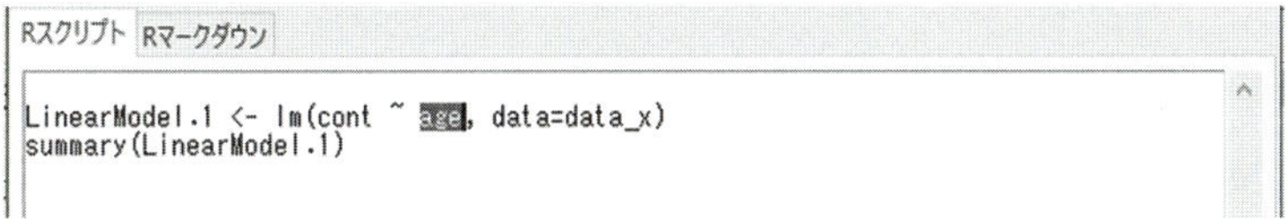

```
Rスクリプト Rマークダウン
LinearModel.1 <- lm(cont ~ age, data=data_x)
summary(LinearModel.1)
```

② 同じ位置に gender と入力.

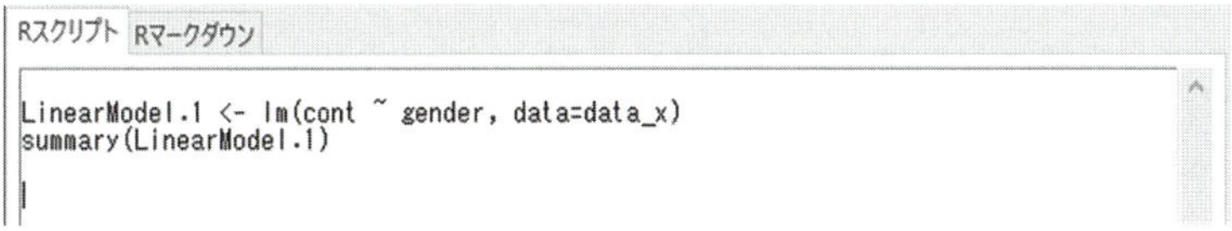

```
Rスクリプト Rマークダウン
LinearModel.1 <- lm(cont ~ gender, data=data_x)
summary(LinearModel.1)
```

③ スクリプト全体をマウスでドラッグして選択.

```
Rスクリプト Rマークダウン
LinearModel.1 <- lm(cont ~ gender, data=data_x)
summary(LinearModel.1)
```

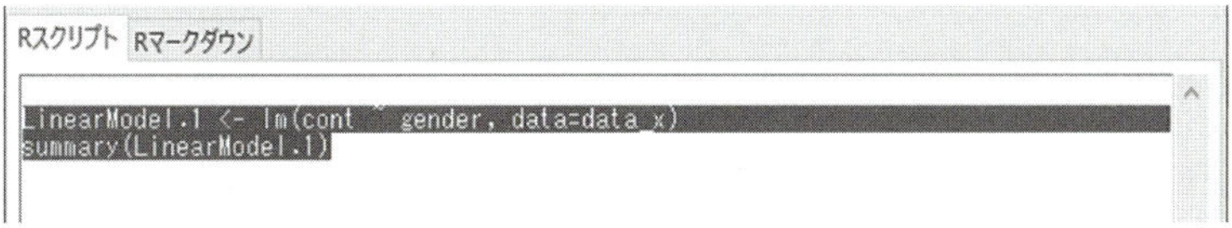

④ 実行をクリックすると，出力ウインドウに解析結果が現れる．

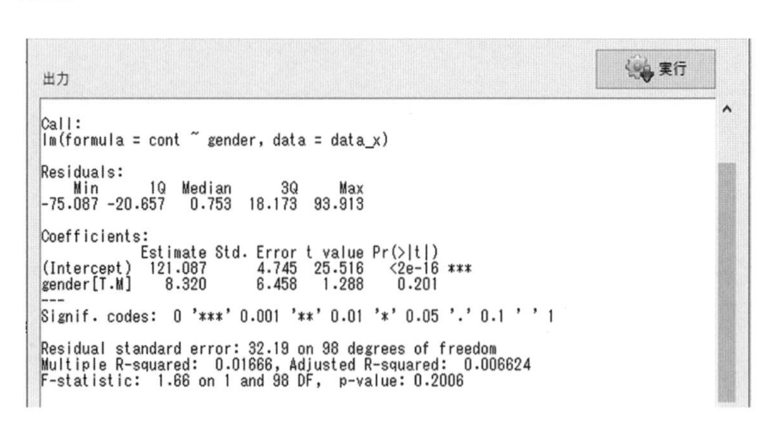

これは，以下のメニュー操作を行った場合と同じ出力です．

［標準メニュー］→［統計量］→［モデルへの適合］→［線形モデル］
ダイアログボックスで［変数］の中から，左辺に cont，右辺に gender を選択

解析結果の読み方は次章以降で行います．Coefficients: の内容が，age から gender に変わったことのみ確認しておきましょう．

4.3 新たなスクリプトを書き加える

まずEZRのメニュー操作の後のスクリプトを残したまま，別のスクリプトを書き加えることから始めましょう（[編集]→[ウインドウをクリア]とメニュー操作して，Rスクリプトを新たに最初から書くこともできます）.

▶ 補助関数の使い方

Rにはいくつかの補助関数があり，メニュー操作では出力されない追加情報を得ることができます.

本節では，[標準メニュー]では出力されない回帰係数の95%信頼区間を求める関数confint( )を使ってみましょう．書き加えたスクリプトの内容がわかるように，行頭に # をつけてコメントを書いておくとよいでしょう．# の後の文字はプログラムとしては読まれないので日本語でも問題ありません注.

① [標準メニュー]によるスクリプトの後に，confint( )関数を書き加える．引数はモデル名.

Rスクリプト　Rマークダウン

```
LinearModel.1 <- lm(cont ~ age, data=data_x)
summary(LinearModel.1)

confint(LinearModel.1)    # モデルの回帰係数の信頼区間を求める
```

② 追加したスクリプトの末尾にカーソルを置いて，実行 をクリックすると出力ウインドウにスクリプトと結果が現れる.

注：プログラム部分に日本語を用いると文字化けなどの問題が生じることがあるため避けた方がよい.

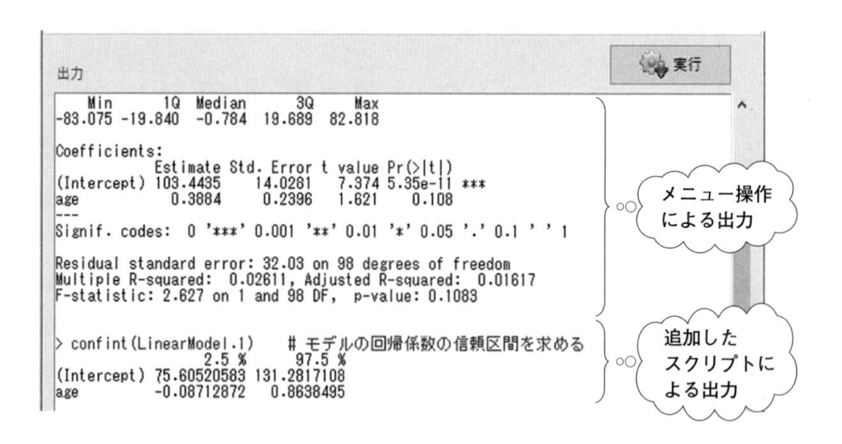

2.5% と 97.5% はそれぞれ，(Intercept) と age の回帰係数の 95% 信頼区間下限と上限を表しています（☞ 4.1 メニュー操作により自動的に書かれるスクリプト　A.［統計解析］を利用した時のスクリプト）.

4.4 電卓として利用する

Rスクリプトウインドウで数値計算ができるので電卓のような使い方をすることもできます．まず，以下の割り算をしてみましょう．

0.3884 ÷ 0.2396

① Rスクリプトウインドウに式を入力する．/は割り算の演算子．

② 式の末尾にカーソルを置いて，実行 をクリックすると出力ウインドウに入力したスクリプト（式）と計算結果が現れる注．

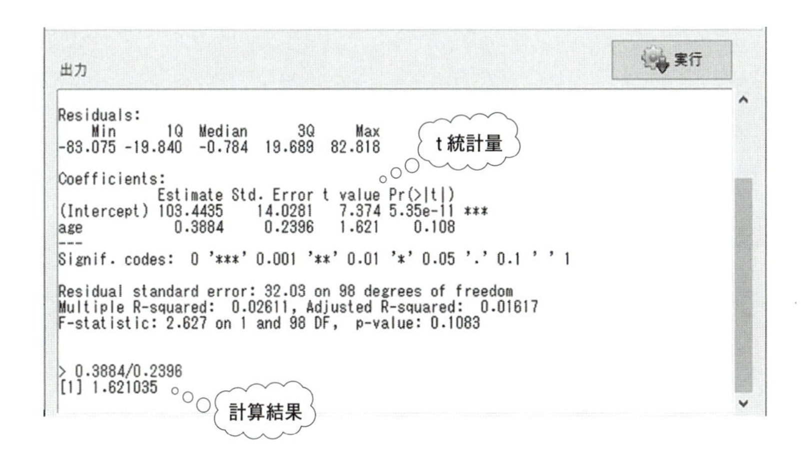

注：出力の行頭の［1］はその行に出力される値の最初であることを示す．複数の値が複数行にわたって出力される時は各行の行頭に来る値が全体の何番目に当たるかを示す．

この数値は連続量データ cont と age を用いて行った線形回帰分析の結果の一部です.

計算結果が age の t 統計量（t value），1.621 と一致していますね（表示されている数値の桁数によっては多少のずれが出ます）．t 統計量とは，回帰係数推定値（Estimate）を標準誤差（Std. Error）で割った値であるということがわかります.

同じ計算を出力ウインドウから R スクリプトウインドウにコピー＆ペースト操作で行うこともできます．解析結果を理解するには，このように自分で計算してみるのが近道です.

次章以降，必要に応じて簡単なスクリプト書き，使われている R の関数や演算子をその都度解説します．系統的に R プログラミングを習得したい方は成書を参照してください.

（参考文献 9，10，14）

5
データセットの解析計画

統計解析ツールと練習用のデータセットの準備ができました．これから行う臨床研究を頭に描きながらデータ解析計画を立ててみましょう．本書の数値例では，疾患 X に対して用いられる治療法 A と治療法 B の有効性を比較する研究を想定しています．

5.1 数値例に用いるデータセット

架空の臨床データベース D の中から，事前に適格基準（eligibility criteria）を決めた上で，20△△年△月△日～20△△年△月△日に，疾患 X に対して治療法 A または治療法 B を受けた全症例のデータを抽出し，データセット data_x（☞ 3.1 データセットの読み込みと保存）を作成しています.

▶ EZR における変数の扱い

data_x に保存された変数がプログラムの内部でどのように扱われているのか確認しておきましょう.

① ［アクティブデータセット］→［変数の操作］→［データセット内の変数を一覧する］

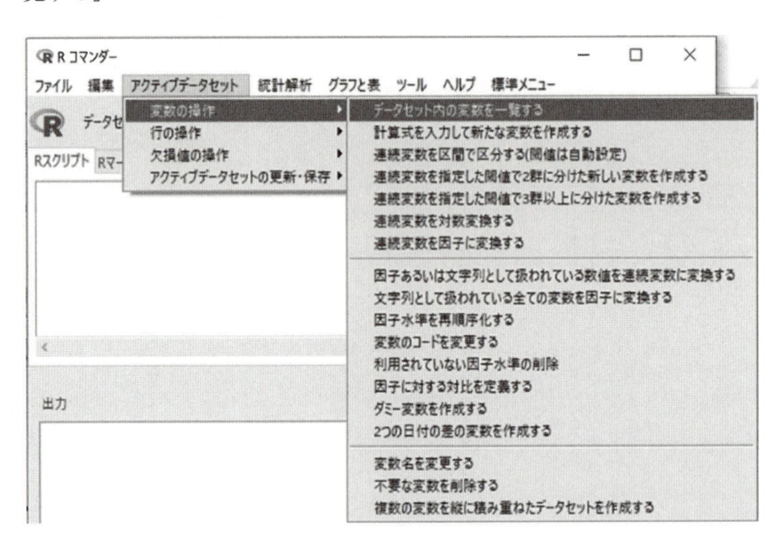

② data_x の変数の 10 例分（ID 1 ～ 10）のデータが表示される

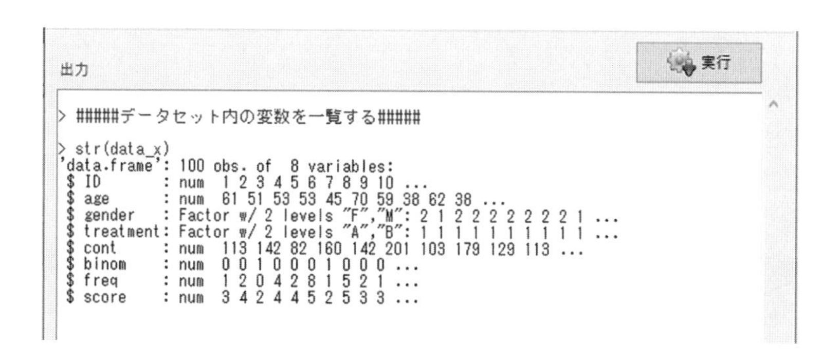

数値データ（numerical data）は num，カテゴリデータ（categorical data）は Factor と表示されており，アルファベット順に数字が割り振られています．gender は F（女性）：1，M（男性）：2，treatment は A：1，B：2 とされています[注]．

▶ data_x の変数の役割

data_x には全部で 100 症例含まれており，各変数には以下のような役割があります．

1） 識別番号 ID（1 ～ 100）[注2] がつけられています．

2） 研究目的とする因子は疾患 X の治療法 treatment（2 値カテゴリ，A ／ B）です．

3） 疾患 X の治療に影響を与えると思われる背景因子は，年齢 age（連続量）

注：回帰分析を行う際には，2 値のカテゴリデータは，アルファベット順が先のカテゴリを基準として，自動的に一方が 0，もう一方が 1 に変換される．したがって，gender は F（女性）→ 0，M（男性）→ 1，treatment は A → 0，B → 1 が割り振られる．

注 2：医療データを扱う際には個人の同定ができないようにしなければならない．研究データベース用の識別番号（ID）とカルテ番号や患者名などの個人情報の対応表を別に作成し，普段の解析には用いないよう厳重に保管する必要がある．

と性別 gender（2値カテゴリ，F／M）です[注].

4） アウトカムは以下の4つの変数です．いずれも治療開始後，何らかの条件を設定して適当な時期に測定されたものと仮定します．

- 疾患Xの重症度と関係する臨床検査値 cont： 連続量，架空の単位で測定されており，値が低いほど症状が軽い
- 疾患Xを何らかの基準で判断した治癒 binom： 2値カテゴリ，非治癒：0／治癒：1
- 疾患Xの特徴である発作が一定期間に何回起きたを表す発作回数 freq：非負の整数，上限値なし
- 疾患Xの重症度を測る評価スコア score： 1～5までの整数，値が低いほど症状が軽い

これら4つの変数のいずれか1つをアウトカムの指標として個別に解析します．例えば，臨床検査値 cont をアウトカムとする臨床研究には，「疾患Xの治療法Aと治療法Bの臨床検査値 cont に対する効果」などのタイトルがつけられます．

表 data_x の最初の5症例

	背景因子		研究目的とする因子	アウトカム			
	年齢（連続量）	性別（2値カテゴリ）	治療法（2値カテゴリ）	検査値（連続量）	治癒（2値カテゴリ）	発作回数（離散量）	評価スコア（順序カテゴリ）
ID	age	gender	treatment	cont	binom	freq	score
1	61	M	A	113	0	1	3
2	51	F	A	142	0	2	4
3	53	M	A	82	1	0	2
4	53	M	A	160	0	4	4
5	45	M	A	142	0	2	4

注：実際のデータベース研究では，さまざまな検査データや併存疾患，重症度など多数の因子を解析に含めるが，数値例を単純化するために2つの変数のみを背景因子としている．

5.2 統計モデルによる解析

データベース研究では，治療法A群と治療法B群に分けて単純にアウトカムを比較することはできません．患者の性別や年齢，併存疾患や重症度などの背景因子（background factors）は，治療法の選択に多かれ少なかれ関わりを持っています．治療のアウトカムに影響することもあります．例えば，治療法Aは高齢者，治療法Bは若年者に選ばれる傾向があったとしたら，治療効果の良し悪しは治療法の違いではなくて年齢の違いによるものかもしれません．

背景因子のいくつかは交絡因子（confounding factor）となっている可能性があります．何らかの方法で交絡因子の影響を除いておかないと，治療法とアウトカムの間に見せかけの因果関係が生じたり，逆に，あるはずの関係が検出できなくなったりしてしまいます．

▶ 交絡因子の対処法

観察的研究において，交絡因子の影響を除く主な方法はサブグループ解析と回帰分析です．

サブグループ解析（subgroup analysis）とは，研究対象を背景因子によりいくつかの層に分けて層ごとに解析する方法です．例えば，男女に分け，さらに年齢を適当な値で2群に分けると，若年男性，高齢男性，若年女性，および，高齢女性という4つの層（サブグループ）に分けることになります．他の背景因子も同様に層化することができます．サブグループの数を増やすほど交絡因子の除去率は高まりますが，各層に含まれるサンプルサイズが小さくなっていきます．統計学的に有意な関係を検出するにはかなりの人数を集めなければなりません．

回帰分析（regression analysis）とは，データセットの変量間にできるだけうまく適合する数式を当てはめる解析方法です．交絡因子の可能性のある背景因子もその数式の変数として含めて解析します．

回帰分析の変数には，説明変数（explanatory variable）（独立変数ともいう）と，目的変数（response variable）（従属変数ともいう）の区別があり，目的変数は説明変数によって変動すると考えます．したがって，因果関係を求める場合は，目的変数は結果（アウトカム）を表す1つの変量を当てはめ，説明変数には原因となりうる複数の変量（研究目的とする変量，および，いくつかの背景因子）を当てはめます．交絡因子の可能性のある背景因子を解析に含めてその影響を除くことを調整（adjustment）と呼びます．

▶ モデルとは

回帰分析で当てはめた数式をモデル（model）と呼びます．モデルがデータにうまく適合していれば，モデルによる推定と予測が可能になります．

モデルによる推定（estimation）とは，手元にあるデータからその背後にある母集団を知ることです．回帰分析ではデータから説明変数の回帰係数を求めますが，データは母集団（population）から偶然選ばれた一組のサンプル（sample）として扱われます．データから得られた回帰係数は母集団の回帰係数の推定値（estimate）と呼ばれます．モデルを用いて治療法Aと治療法Bの有効性を比較した結果は，データセット data_x に含まれる100症例に限ったものではなく，少なくとも，適格基準に合う全患者に当てはまると考えます．

モデルによる予測（prediction）とは，本来は，モデルの構築に用いられたデータセットの個々のサンプルにおいて，説明変数の任意の値に対して目的変数の値を求めることを指します．モデルの妥当性評価（model validation）を行い，予測能（model performance）を高めることができれば診断ツールや予後予測ツールとして，データセットに含まれていない個々の患者のアウトカムの予測にも用いることができます（☞ 7.2.2 2項ロジスティック回帰分析による予測）．

▶ 目的変数の分布型

回帰分析は目的変数の分布型に合った手法を用いる必要があります．説明変数に関しては，属性（連続量データや2値データなど）や分布型に制限はありません．複数の属性が混在してもかまいません．

データセット data_x のアウトカムとして用いる4つの変数の分布型を確認しておきましょう.

1） 臨床検査値 cont： 連続量，架空の単位で測定されており，値が低いほど症状が軽い

［グラフと表］→［ヒストグラム］

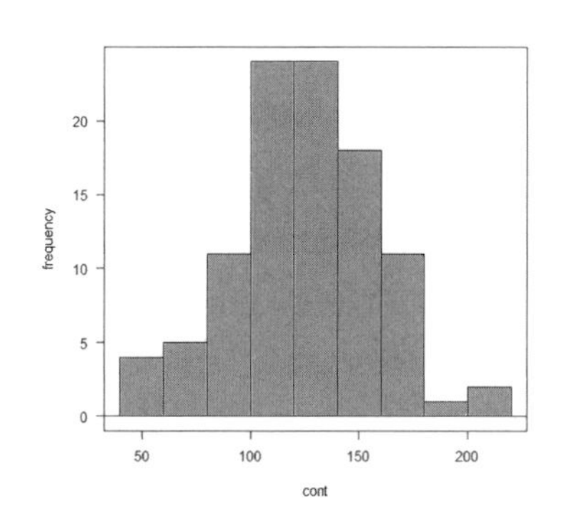

目的変数が連続量データの場合，まず正規分布（normal distribution）に従っているかどうかを確認します．統計ソフトにはさまざまな正規性の検定法が搭載されていますが，いずれの検定法もデータが正規分布に従っていることを保証するものではありません．サンプルサイズが小さいと，ほとんどの場合，正規性が否定されることはありません．逆に，サンプルサイズが大きいと，わずかな歪みがあっても正規分布に従わないと判定されます．臨床研究で厳密な正規性が要求されることはそれ程多くはありません．通常は，ヒストグラムなどによる視覚的な対称性の確認だけで十分です．

臨床検査値 cont のヒストグラムはほぼ対称であり，正規分布からの逸脱の程度は少ないと言えそうです．

2） 治癒 binom： 2値カテゴリ，非治癒：0 ／治癒：1

［統計解析］→［名義変数の解析］→［頻度分布］

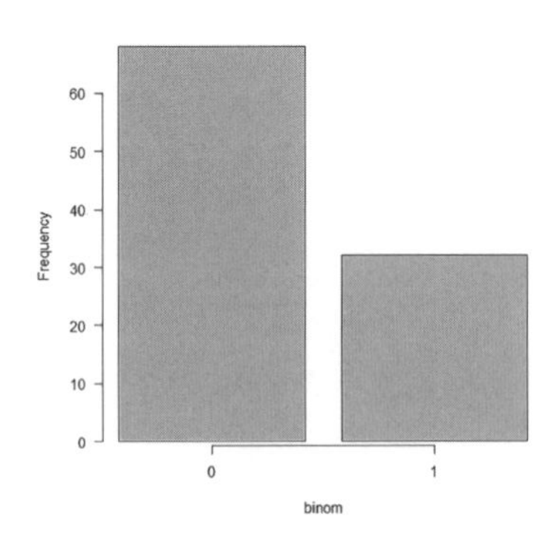

治癒 binom は2値データ（100症例中，非治癒が68例，治癒が32例）であり，2項分布（binomial distribution）に従います．

3） 発作回数 freq： 非負の整数，上限値なし

［統計解析］→［名義変数の解析］→［頻度分布］

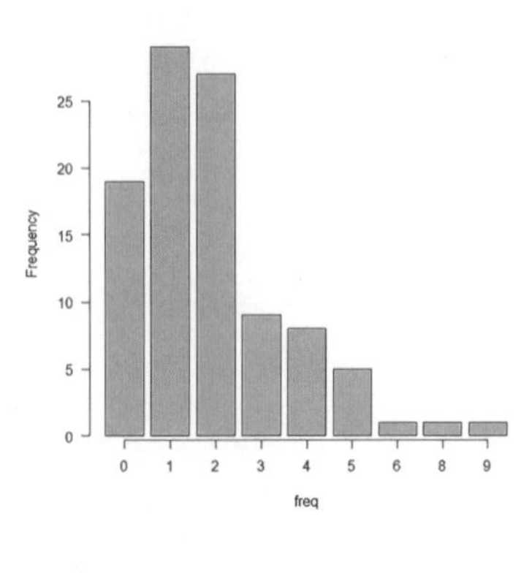

0	1	2	3	4	5	6	8	9
19	29	27	9	8	5	1	1	1

発作回数 freq は 1 回をピークとして高値側に長く裾を引く分布となっています．このような非負の整数値データで，上限値はないものの大きな値が稀にしか現れない場合はポアソン分布（Poisson distribution）によく適合します．ただし，0 が全くない場合や，逆に非常に 0 が多い場合は特別な解析手法を用います．

（参考文献 19）

4） 評価スコア score： 1～5 までの整数，値が低いほど症状が軽い

［統計解析］→［名義変数の解析］→［頻度分布］

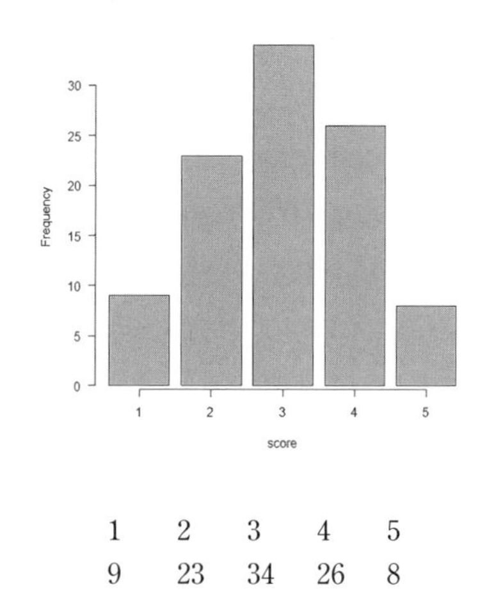

1	2	3	4	5
9	23	34	26	8

5 段階のスケールによる評価スコア score は，1 から 5 のどれかで表される整数値データであり，2 値データ（2 項分布に従う）の拡張である多項分布（multinomial distribution）に従います．数値データだけでなくカテゴリデータ（例： 治癒，軽快，不変，増悪）をアウトカムとする場合も同様です．3 値以上のカテゴリデータは自然と順序が生まれることが多いため，通常，順序カテゴリデータ（ordered categorical data）として扱います．

評価スケールの多くはこの例のように数段階のスコアリングがなされており，順序カテゴリデータとして扱う必要があります．しかし，100 点満点の試験のような大きな離散量は問題なく連続量として扱うことができます．問題になるのはカテゴリ数が中程度の場合ですが，いくつ以上なら連続量に近似できるという厳密な基準はありません．カテゴリ数が10前後の場合，スコアの分布が正規分布から極端に逸脱していなければ連続量データのための手法を使うことが容認されています．

▶ 解析手法の選択

正規分布に従う連続量データはモデル構築が容易であることから，理論と応用，および，統計ソフトが最も発展しています．そのため，正規分布に従うように何らかのデータ変換（data transformation）を行うこともあります．正規分布に従うと仮定できれば，通常，線形回帰分析により解析します．線形回帰分析は線形モデル（linear model, LM）に含まれる解析法です（☞6 連続量データの解析）．LMを拡張した一般化線形モデル（generalized linear model, GLM）による解析も利用できます（☞8 さまざまな分布型のデータの解析）.

2値データには2項ロジスティック回帰分析を用いますが（☞7 2値カテゴリデータの解析），これは2項分布を仮定したGLMによる解析です．臨床データによく見られるポアソン分布や多項分布などに従う離散量データもGLMによる解析ができます（☞8 さまざまな分布型のデータの解析）.

経時的に反復測定を行った連続量データは線形混合モデル（linear mixed model, LMM）により解析できます（☞10 一歩進んだ解析）．本書では割愛しましたが，LMMを拡張した一般化線形混合モデル（generalized linear mixed model, GLMM）は反復測定された離散量データも扱うことができます．

（参考文献13）

統計モデル	モデルに含まれる回帰分析の例	目的変数
線形モデル	線形回帰分析（重回帰）	正規分布に従う連続量データのみ
一般化線形モデル	ロジスティック回帰分析 ポアソン回帰分析など	＋　離散量データ
（一般化）線形混合モデル		＋　反復測定データ，欠測値のあるデータ，測定時点が不ぞろいなデータなど

6
連続量データの解析

6章以降，データセット data_x の4つ変数，臨床検査値 cont，治癒 binom，発作回数 freq および評価スコア score，それぞれをアウトカムとして統計モデルによる解析を行います．

本章では，正規分布に従う連続量データである臨床検査値 cont を目的変数とする回帰分析を行います．線形回帰分析は線形モデルと呼ばれる大きな概念体系の一部です．EZR の設計思想に基づいて，まず，手法選択の分かりやすさを重視した［統計解析］の［線形回帰］による解析を行った後に，同じデータで，［標準メニュー］の［線形モデル］による解析を行うことによって，本章以降の共通の形式で出力される解析手法が理解しやすくなります．

6.1 線形回帰分析の基礎

▶ 単変量解析

目的変数，yが連続量データで，説明変数，xが1つだけの単変量回帰分析（univariate regression analysis）の場合は，以下の回帰式を当てはめます．

$$y = \beta_0 + \beta_1 \times x$$

β_0 および β_1 はこの式の回帰係数（regression coefficient）です．

xが連続量データの場合，この式をグラフ化すると平面上の直線として表されるので，β_0 をy切片（intercept），β_1 を傾き（slope）と呼びます．

▶ 多変量解析

目的変数，yとk個の説明変数，x_1，x_2, …, x_k の関係を表す多変量回帰分析（multivariate regression analysis）の回帰式は，以下のように表します．

$$y = \beta_0 + \beta_1 \times x_1 + \beta_2 \times x_2 + \cdots + \beta_k \times x_k$$

各説明変数の回帰係数，β_1, …, β_k は，他の変数を調整した（他の変数の変動の影響を取り除いた）上で，その変数の変化が目的変数にどれほどの効果をもたらすかを示しています．

回帰式に組み込まれたk個の説明変数はそれぞれ独立していると仮定します．説明変数が2つだけであれば，目的変数，yとの関係は3次元の空間でグラフ化できますが，説明変数が3つだと4次元となってしまい可視化はできません．しかし，回帰式が説明変数の足し算として表されることからわかるように，目的変数に対する説明変数の効果は加算的です．実際の数値計算も足し算です．

▶ 最小2乗法

線形回帰分析における回帰係数を求めるには最小2乗法（least square method）を用います．その原理は以下の図に示す通りです．

連続量データ，yと，もう1つの連続量データ，xとの関係を表す直線，$y = \beta_0 + \beta_1 \times x$ がすでに得られたとすると，データ点（白丸）は直線を挟んで図のように散らばっています．

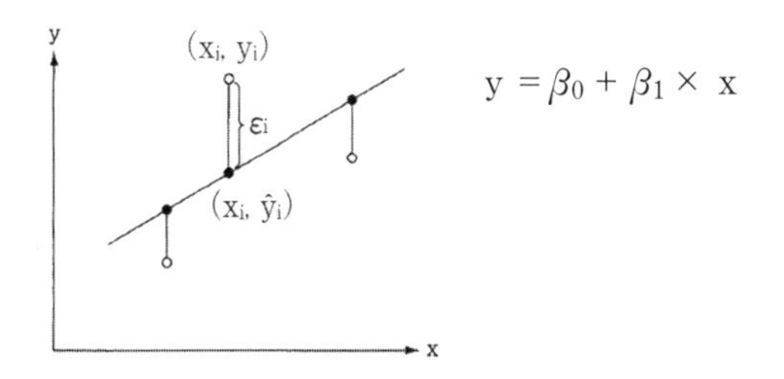

対になっているデータ，(x_i, y_i)，それぞれについて，直線からデータ点までの垂直（y軸方向）距離を残差（residual）と呼び，ε_i で表します．説明変数，xでは説明できない要因によるyの変動や，yの測定誤差などがすべて ε_i に集約されていると考えることができます．残差の平方和，$\Sigma \varepsilon_i^2$ はy軸方向の分散（variance）を表します．各データ点の残差は互いに独立しており正規分布に従うと仮定します．

残差を式に含めて表すと，

$$y_i = \beta_0 + \beta_1 \times x_i + \varepsilon_i$$

x_i に対する直線上の点（黒丸）を y_i の予測値（predicted value）[注]と呼び，$\hat{y}_i$ で表します．残差との関係は，

$$\begin{aligned}\varepsilon_i &= y_i - \hat{y}_i \\ &= y_i - \beta_0 - \beta_1 \times x_i\end{aligned}$$

残差の平方和は，

$$\Sigma \varepsilon_i^2 = \Sigma (y_i - \beta_0 - \beta_1 \times x_i)^2$$

残差の平方和の式を β_1，β_0 それぞれで微分した式を0とおき，これを連立させた方程式の根を求めるという方法で，$\Sigma\ \varepsilon_i^2$ が最小になる β_0 と β_1 を計算

注：回帰分析における予測（prediction）とは，すでに得られた回帰式を用いて説明変数の任意の値に対して目的変数の値を計算すること．

します.

$$傾き：\quad \beta_1 = \frac{\Sigma\ (x_i - \overline{X})\ (y_i - \overline{Y})}{\Sigma\ (x_i - \overline{X})^2}$$

$$y切片：\quad \beta_0 = \overline{Y} - \beta_1 \times \overline{X}$$

（$\overline{X}$：x の平均値，$\overline{Y}$：y の平均値）

線形回帰分析では，説明変数が連続量データの単変量回帰分析だけでなく，カテゴリデータを含む多変量回帰分析においても最小 2 乗法により解析的に（数式の変形によって）回帰係数を求めることができます.

（参考文献 20）

▶　回帰係数の検定と信頼区間

統計ソフトにより回帰分析を行うと，回帰係数の検定や区間推定も同時に行われ，いくつかの統計量が回帰係数表としてまとめて出力されます（☞　6.2 線形回帰分析の実際）.

推測統計では，データから得られた回帰係数は母集団から偶然選ばれた一組のサンプルの値として扱うので，回帰分析で得られた回帰係数は母集団の回帰係数の推定値（estimate）と呼ばれます．サンプル抽出を繰り返すと少しずつ値の異なるサンプルの回帰係数の集合が得られ，「サンプルの回帰係数の分布」というものを考えることができます．数学的な説明は煩雑なので省きますが，サンプルの回帰係数を t 分布に従うように変換して標準誤差（standard error，SE）を求めます．この値が小さいほど得られたサンプルの回帰係数が母集団の回帰係数推定値として信頼できることを表しています.

t 統計量（t statistic）は，回帰係数推定値を標準誤差で割った値です．この値から p 値および，回帰係数推定値の 95% 信頼区間が計算されます.

回帰係数の検定の帰無仮説（null hypothesis）は，回帰係数＝0，対立仮説（alternative hypothesis）は回帰係数 $\neq 0$ です．p 値（p value）はサンプルサイズが n の場合，自由度 n−2 の t 分布において t 統計量の絶対値以上の値をとる確率です．通常，$p < 0.05$ であれば帰無仮説は棄却され，回帰係数 $\neq 0$，すなわち，その説明変数は目的変数の変動の原因になっており，回帰式に含める意

味があると判断されます．

回帰係数の推定値の 95% 信頼区間（95% confidence interval）の下限値と上限値は，自由度 n-2 の t 分布の両側確率が 5% となる t 値を t_{crit} とすると，以下の式で表されます．

下限値 = 回帰係数推定値 − t_{crit} × 標準誤差

上限値 = 回帰係数推定値 + t_{crit} × 標準誤差

複数の説明変数を含む多変量回帰分析では，切片とそれぞれの説明変数（age や gender など）の回帰係数に対して回帰係数推定値，回帰係数の標準誤差，t 統計量，p 値，および 95% 信頼区間が出力されます．

（参考文献 6）

6.2　線形回帰分析の実際

本節では，以下のようなタイトルで，疾患Xの重症度と関係する臨床検査値 cont を目的変数として治療法 A と治療法 B の効果を比較します．説明変数には治療法 treatment 以外に，交絡因子となりうる年齢 age と性別 gender を含めた（多変量）線形回帰分析を行います．

データ解析計画

「疾患Xの治療法 A と治療法 B の臨床検査値 cont に対する効果」

解析手法：　線形回帰分析

$$\mathrm{cont} = \beta_0 + \beta_1 \times \mathrm{age} + \beta_2 \times \mathrm{gender} + \beta_3 \times \mathrm{treatment}$$

6.2.1　線形回帰分析の準備

多変量解析を行う前に，目的変数 cont と個々の説明変数との関係を単変量解析により調べておきます．散布図（scatter plot），または，ドットチャート（dot chart）を用いて視覚的に確認した上で，単変量回帰分析を行います．

1） cont vs age

［グラフと表］→［散布図］

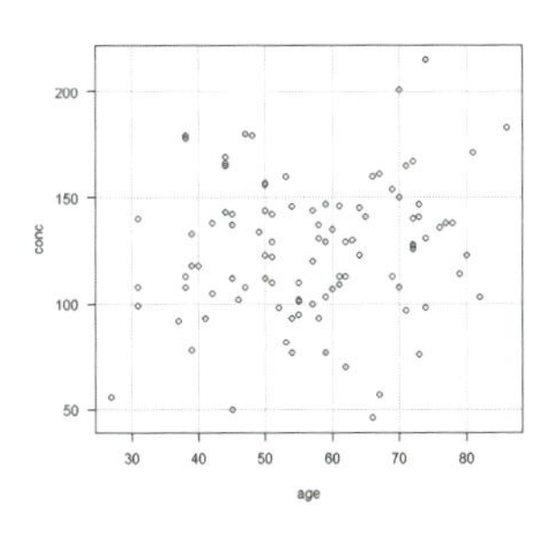

［統計解析］→［連続変数の解析］→［線形回帰（単回帰，重回帰）］

	回帰係数推定値	95% 信頼区間下限	95% 信頼区間上限	標準誤差	t 統計量
(Intercept)	103.4434583	75.60520583	131.2817108	14.0280721	7.374032
age	0.3883604	-0.08712872	0.8638495	0.2396054	1.620833

	P 値
(Intercept)	5.352791e-11
age	1.082667e-01

・切片（Intercept）： age が 0 歳の cont の平均値 = 103.4434583

・傾き（age）： age が 1 歳増えるごとに，cont の平均値が 0.3883604 単位増加する

t 統計量 = 回帰係数推定値／標準誤差 = 0.3883604/0.2396054 = 1.620833

P 値 = 1.082667e-01 注 = 1.082667×10^{-1} = 0.1082667： 有意ではない

95% 信頼区間（－0.08712872 ～ 0.86438495）： 信頼区間に 0 が含まれている

回帰係数の検定の帰無仮説は，母回帰係数=0 と設定しています．P 値が 0.05 以上である（有意ではない）ことと，95% 信頼区間に 0 が含まれていることは同等です（どちらを読んでも同じ結論）．帰無仮説は棄却できません．

注：e-01 とは 10 の－1 乗．このような記述方法は科学的表記法と呼ばれる．

2） cont vs gender

［グラフと表］→［ドットチャート］

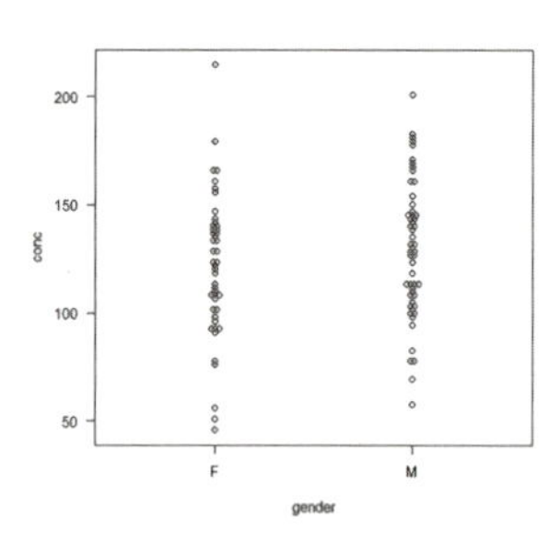

［統計解析］→［連続変数の解析］→［線形回帰（単回帰，重回帰）］

	回帰係数推定値	95% 信頼区間下限	95% 信頼区間上限	標準誤差	t 統計量
(Intercept)	121.086957	111.669779	130.50413	4.745443	25.516470
gender[T.M]	8.320451	-4.494704	21.13561	6.457730	1.288448

	P 値
(Intercept)	4.496961e-45
gender[T.M]	2.006236e-01

・切片（Intercept）：　女性（基準群[注]）の cont の平均値＝121.086957

・傾き（gender［T.M］[注2]）：　男性と女性の cont の平均値の差＝8.320451

（男性の cont の平均値＝切片（Intercept）＋gender［T.M］＝121.086957＋8.320451＝129.407408）

t 統計量＝回帰係数推定値／標準誤差＝8.320451/6.457730＝1.288448

P 値＝2.006236e-01＝0.2006236：　有意ではない

95% 信頼区間（－4.494704 ～ 21.13561）：　信頼区間に 0 が含まれている

注：R では因子の水準（アルファベット順）が先のカテゴリを基準としているので，性別は女性（F）が基準群となる．

注2：傾きに相当する回帰係数は男性（gender［T.M］）として表示される．

参考：［統計解析］→［連続変数の解析］→［2 群間の平均値の比較（t 検定)］

	平均	標準偏差	P 値
gender=F	121.0870	33.09906	0.201
gender=M	129.4074	31.38833	

2 値のカテゴリデータを説明変数とする回帰分析における検定は等分散を仮定した t 検定(t test)と同等です．したがって，回帰係数の検定結果は「男女間で cont の平均値に差がない」と言い換えることができます．

3） cont vs treatment

［グラフと表］→［ドットチャート］

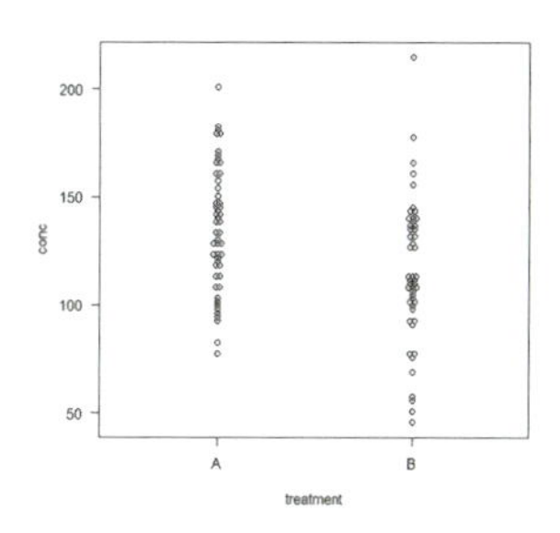

［統計解析］→［連続変数の解析］→［線形回帰（単回帰，重回帰)］

	回帰係数推定値	95% 信頼区間下限	95% 信頼区間上限	標準誤差	t 統計量
(Intercept)	135.11765	126.52209	143.713206	4.331418	31.194782
treatment[T.B]	-19.46459	-31.74396	-7.185217	6.187740	-3.145669

	P 値
(Intercept)	1.080784e-52
treatment[T.B]	2.194433e-03

・切片（Intercept)：治療法 A（基準群）の cont の平均値＝135.11765

・傾き（treatment［T.B］)：治療法 A と B の cont の平均値の差＝－19.46459

（治療法 B の cont の平均値＝切片（Intercept）＋treatment［T.B］＝135.11765 － 19.46459＝115.6231)

t 値＝回帰係数推定値／標準誤差＝－19.46459/6.187740＝－3.145669
p 値＝2.194433e-03＝0.002194： 有意である
95% 信頼区間（－31.74396 ～－7.185217)：信頼区間に 0 が含まれていない

参考：［統計解析］→［連続変数の解析］→［2 群間の平均値の比較（t 検定)］

	平均	標準偏差	P 値
treatment=A	135.1176	28.49607	0.00219
treatment=B	115.6531	33.2813	

単変量解析では説明変数として treatment のみが有意であり，治療法 B は治療法 A より cont の平均値が 19.46459 単位低いという結果ですが，gender および age は，有意ではないとは言え，多かれ少なかれ cont に影響を与えます．

「治療法 B は治療法 A より cont の平均値を低下させるか？」という問いに答えるには，多変量解析により，gender および age による cont の変動の影響を取り除いた解析結果を見なければなりません．

6.2.2 線形回帰分析の実行と出力の読み方

本節では，以下のような［統計解析］メニュー操作を行い，出力の主たる部分からを読んでみましょう．

① ［統計解析］→［連続変数の解析］→［線形回帰（単回帰，重回帰)］
② ［線形回帰（単回帰，重回帰)］のダイアログボックスで，［目的変数］に cont,［説明変数］に treatment，gender，および age を（ctrl キーを押しながら）選択．
③ ［統計解析］のメニュー操作後に R の関数を利用するために，オプションの［モデル解析用に解析結果をアクティブモデルとして残す］にチェックしておく．

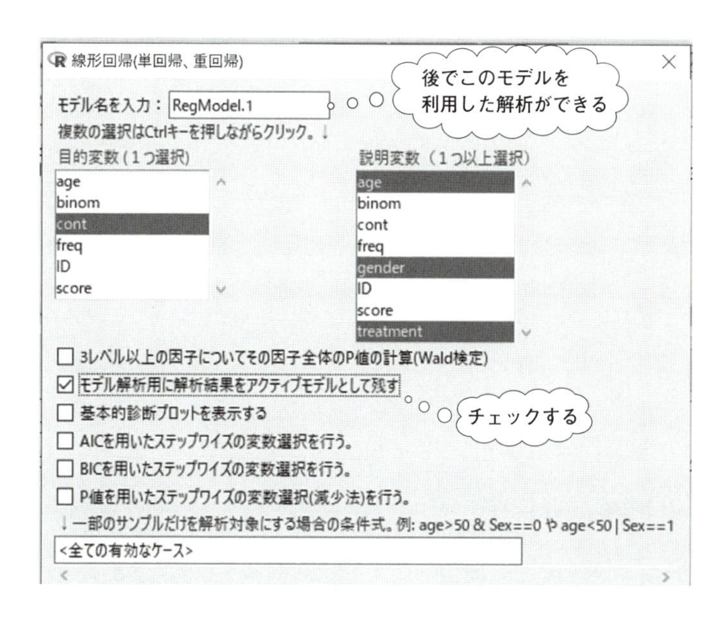

	回帰係数推定値	95% 信頼区間下限	95% 信頼区間上限	標準誤差	t 統計量	P 値
(Intercept)	110.4432986	83.46465798	137.421939	13.5913621	8.125992	1.54E-12
age	0.3747126	-0.08868573	0.838111	0.2334519	1.605096	1.18E-02
gender[T.M]	6.7210266	-5.69586261	19.137916	6.2554092	1.074434	2.85E-01
treatment[T.B]	-20.1046367	-32.24221259	-7.967061	6.1146961	-3.287921	1.41E-03

回帰係数推定値

・切片（Intercept）：　回帰直線と Y 軸上の交点（基準となる点）．age が 0 歳，gender が女性（F），treatment が治療法 A の時の cont の平均値＝110.4432986

・age：　treatment および gender の変動の影響を取り除くと，age が 1 歳増えるごとに cont の平均値が 0.3747126 単位増加する

・gender［T.M］：　treatment および age の変動の影響を取り除くと，男性

は女性よりcontの平均値が6.7210266単位高い

・treatment［T.B］：　genderおよびageの変動の影響を取り除くと，治療法Bは治療法Aよりcontの平均値が20.1046367単位低い

(☞解析のまとめ)

傾きの回帰係数推定値の検定[注]

・age：　p＝0.1117575　有意ではない．ageはcontに影響を与えない

・gender［T.M］：　p＝0.2853212　有意ではない．genderはcontに影響を与えない

・treatment［T.B］：　p＝0.001411152　有意である．treatmentはcontに影響を与える（☞解析のまとめ）

④　出力ウインドウを上に向かってスクロールすると現れる出力（☞▶多重共線性）

```
>vif(RegModel.1)
          age        gender     treatment
     1.045022       .042964      1.002587
```

⑤　さらに上に向かってスクロールすると，［標準メニュー］を利用した場合と同じ内容が出力されている（☞6.2.4 線形モデル）．

▶　多重共線性

回帰分析の一部の説明変数が他の説明変数と相関があると多重共線性（multicollinearity）が生じるため，回帰係数の分散を増加させて不安定になってしまいます．強い多重共線性があると，説明変数と目的変数の間に有意な関係が存在する場合でも検出できなくなる場合があります．

多重共線性の強さの目安として，VIF（variance inflation factor）が用いられ

注：95％信頼区間に0が含まれているか否かを読んでもよい．切片の回帰係数の検定結果は通常読まない．

ます．vif（ ）はVIFを求めるRの関数，引数はアクティブモデル名です．VIFは，1つの説明変数，x_i を目的変数とし，他の説明変数による重回帰分析での重相関係数 r_i を用いて以下のように定義されます．

$$VIF_i = 1 / (1 - r_i^2)$$

実用上，説明変数の相関係数，r_i が0.95以上，あるいは，VIFの値が10以上で重度の多重共線性があると考えられ，できるだけ，VIFは4以下が望ましいとされています．この数値例で問題になる多重共線性はないと言えます．

（参考文献8）

統計モデルによる治療法Aと治療法Bの有効性の解析結果は以下のようにまとめることができます．

解析のまとめ

線形回帰分析（モデル： $cont = \beta_0 + \beta_1 \times age + \beta_2 \times gender + \beta_3 \times treatment$）により，以下の結果を得た．

治療法Bは治療法Aより臨床検査値contが有意に低い（平均値の差，$\Delta = -20.10$，95％信頼区間：-32.24 ～ -7.97，$p = 0.0014$）．

結論：「（contの値が低いほど症状が軽いので）治療法Bは治療法Aより疾患Xの症状を改善する」

6.2.3　線形回帰分析による予測

臨床データから統計モデルを作ることによって，母集団全体でアウトカムを比較（治療法Aと治療法Bの有効性を比較）することができるだけではなく，個々の患者のアウトカムを予測することもできます．

回帰分析により得られた回帰式を用いて，データセットに含まれるサンプルの予測値を実際に計算してみましょう．実測データと予測値および残差との関係をわかりやすくなります．

1） 当てはめた回帰式を使ってサンプルごとの予測値を手計算する方法

各説明変数の回帰係数とデータを掛算して足し合わせます．2値のカテゴリデータは基準となるカテゴリ（水準）を0，もう一方のカテゴリを1に変換します（treatment：A → 0，B → 1，gender：F → 0，M → 1）．

例） ID 1のデータは，cont: 113，age: 61，gender: M(1)，treatment: A(0)

cont の予測値 ＝ 110.4432986 ＋ 0.3747126 × 61 ＋ 6.7210266 × 1 － 20.1046367 × 0

＝ 140.0218

cont の残差 ＝ 113 － 140.0218 ＝ －27.0218

（☞ 6.2.5 線形モデルにおける残差）

2） EZRによりサンプルごとの予測値を求め，ファイルに保存する方法

［標準メニュー］→［モデル］→［計算結果をデータとして保存］，［予測値］にチェック．

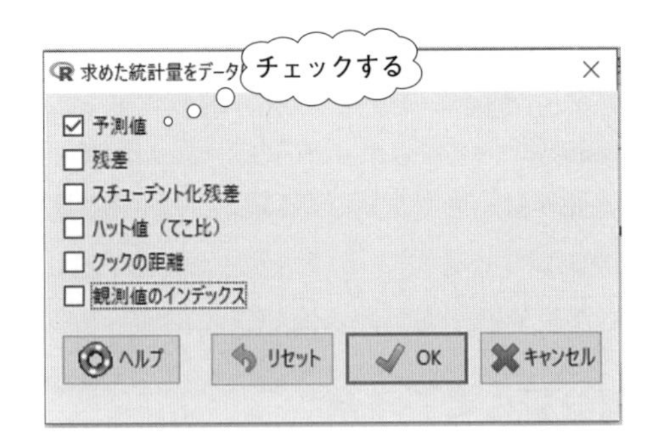

データセット data_x にすべてのサンプルの予測値が保存される．［表示］をクリックすると，data_x に予測値（自動的に変数名，fitted.RegModel.1 がつけられる）の列が加わっていることが確認できる．

data_x

各サンプルの予測値

	ID	age	gender	treatment	cont	binom	freq	score	fitted.RegModel.1
1	1	61	M	A	113	0	1	3	140.0218
2	2	51	F	A	142	0	2	4	129.5536
3	3	53	M	A	82	1	0	2	137.0241
4	4	53	M	A	160	0	4	4	137.0241
5	5	45	M	A	142	0	2	4	134.0264
6	6	70	M	A	201	0	8	5	143.3942
7	7	59	M	A	103	1	1	2	139.2724
8	8	38	M	A	179	0	5	5	131.4034
9	9	62	M	A	129	0	2	3	140.3965
10	10	38	F	A	113	0	1	3	124.6824

3）　回帰分析の補助関数，predict( )により予測値を求める方法

Rプログラミングにも挑戦してみましょう．Rコマンダー右上のモデル：の後に表示されている，現在アクティブになっているモデル名をpredict( )関数の引数とします．

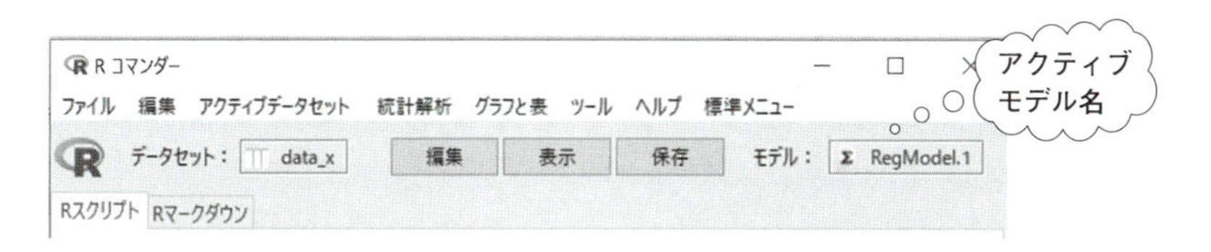

Rスクリプトウインドウにコメント（# の後の部分）の後，predict(RegModel.1）と入力し，実行をクリックすると（☞ 4.3 新たなスクリプトを書き加える)，出力ウインドウに全サンプルの予測値（100 例）が出力されます．

《R スクリプト　No.1　全サンプルの cont の予測値を求める》

```
#RegModel.1を用いてdata_xの全サンプルのcontの予測値を求める
>predict（RegModel.1）

1        2        3        4        5        6        7        8        9
140.0218 129.5536 137.0241 137.0241 134.0264 143.3942 139.2724 131.4034 140.3965

10       11       12       13       14       15       16       17       18
124.6824 129.1789 139.2962 131.7781 140.4203 129.1789 129.9284 128.7804 144.1436

. . . .
```

▶　新たなサンプルの予測値の求め方

predict( ) 関数を用いると，data_x に含まれるサンプルだけでなく，新たなサンプルの cont も予測することもできます．アクティブモデル RegModel.1 を用いて，新たに，治療法 B を受けた 25 歳の女性（age: 25，gender: F，treatment: B，cont は実測されていない)）の予測値も求めてみましょう．

新たなサンプルはデータフレーム形式で入力します．data.frame( ) 関数の引数のうち，因子は〃〃で囲みます．predict( ) 関数で新たなサンプルを予測するには，アクティブモデル名と newdata＝データフレーム名を引数とします．

《R スクリプト　No.2　新たなサンプルの cont の予測値を求める》

```
# 新たなサンプルを data.frame( )関数を用いて，データフレーム形式で data101 に代入する*
>data101<-data.frame (age=25, gender="F",  treatment="B")

# 新たなサンプルがデータフレーム形式で data101 に代入されていることを確認する
>data101

          age         gender        treatment
1          25              F                B

#  RegModel.1 を用いて新たなサンプルの cont の予測値を求める
>predict (RegModel.1, newdata=data101)

1
99.70648
```

6.2.4　線形モデル

▶ 線形回帰分析と線形モデルの関係

線形モデル（linear model, LM）注は，線形回帰分析だけでなく，t 検定や分散分析，反復測定分散分析，共分散分析など，残差が正規分布に従うことを前提とする解析手法を包括的に扱うことができる統計モデルです．

LM は，複数の説明変数が全体として目的変数との間に線形関係があると仮定したモデルです．線形関係とは，各説明変数の回帰係数，$\beta_1, \cdots, \beta_k$ が加法的に（足し算の形で）結合していることを指します．回帰係数はモデルのパラメータ（parameter）とも呼ばれます．

$$y = \beta_0 + \beta_1 \times x_1 + \beta_2 \times x_2 + \cdots + \beta_k \times x_k$$

$\beta_1, \cdots, \beta_k$：　各説明変数のパラメータ

本節以降，回帰分析で当てはめた数式（回帰式）をモデル，回帰係数をパラメータと呼びます．

データ解析計画

「疾患 X の治療法 A と治療法 B の臨床検査値 cont に対する効果」

解析手法：　線形モデル

$$cont = \beta_0 + \beta_1 \times age + \beta_2 \times gender + \beta_3 \times treatment$$

▶ 線形モデルの実行と出力の読み方

すでに述べたように，EZR の統計解析のメニューは手法選択の分かりやすさを重視した［統計解析］と，高度な解析手法への拡張性を重視した［標準メ

注：線形モデルは一般線形モデル（general linear model）と呼ばれることもあるが，ロジスティック回帰分析やポアソン回帰分析などを包括するさらに拡張性の高い一般化線形モデル（generalized linear model）と紛らわしいので，本書では線形モデルという名称を用いる．

ニュー］があります．同じ解析が行われますが，［標準メニュー］を用いると当てはめたモデルを評価するためのさまざまな指標が得られます．

［標準メニュー］→［統計量］→［モデルへの適合］→［線形モデル］注

```
Call:
lm(formula=cont ~ age+gender+treatment, data=data_x)       ..................... (a)
Residuals:   .................................................................... (b)
      Min          1Q       Median        3Q          Max
  -69.070     -17.716      -0.373    18.886       96.933
Coefficients:   ................................................................. (c)
                   Estimate    Std.Error    t value      Pr(>|t|)
(Intercept)        110.4433      13.5914      8.126   1.54e-12***
age                  0.3747       0.2335      1.605    0.11176
gender[T.M]          6.7210       6.2554      1.074    0.28532
treatment[T.B]     -20.1046       6.1147     -3.288    0.00141**
. . .
Signif. codes:   0 '***' 0.001 '**' 0.01 '*' 0.05 '.' 0.1 ' ' 1
Residual standard error: 30.53 on 96 degrees of freedom          ............... (d)
Multiple R-squared: 0.1334,    Adjusted R-squared: 0.1063
F-statistic: 4.925 on 3 and 96 DF, p-value: 0.003172
```

ダイアログボックスで，［変数］の中から，左辺に cont，右辺に treatment, gender，および age を選択

(a) lm( ) は線形モデルの解析を行う関数．引数には，モデル： cont ~ age + gender + treatment とデータセット名 : data_x が入力されていることを示しています．

(b) 残差の要約統計量

大まかな残差の正規性の確認ができます．全サンプルの残差から要約統計量を計算することができます（☞付録 2. 線形モデルの分散分析表）．

注：［標準メニュー］ではモデルを構築すると自動的にアクティブモデルが保存されるので，解析結果を残す操作は不要．

(c) このモデルの各パラメータ推定値（Estimate）とその検定の指標として p 値（Pr（> |t|））が示されています．前節の［統計解析］による出力と同じです（☞ 6.2.2 線形回帰分析の実行と出力の読み方）．

(d) 最小 2 乗法により得られたモデルの性質を要約した統計量

一般的な統計ソフトを用いて線形回帰分析を行うと，データ（実測値），LM による予測値および残差の関係を要約した分散分析表（ANOVA table）が出力されますが，R では分散分析表の一部しか出力されません．全体を出力させるには anova( ) 関数を用います（☞付録 2. 線形モデルの分散分析表）．

分散分析による検定の帰無仮説は，「当てはめたモデル（$cont = \beta_0 + \beta_1 \times age + \beta_2 \times gender + \beta_3 \times treatment$）の残差＝切片のみのモデル（$cont = \beta_0$）の残差」，対立仮説は「当てはめたモデルの残差≠切片のみのモデルの残差」です．

当てはめたモデルは切片のみのモデルよりデータの変動をよく説明できると言えます（$p = 0.003172$）．

▶　モデルの当てはまり

決定係数（Multiple R-squared），R^2 はモデルの当てはまりの良さを表す指標です．単変量解析の場合は，2 つの変量間の相関係数を 2 乗した，r^2 と同じ値になります．多変量解析の R^2 は分散分析により求めます（☞付録 2. 線形モデルの分散分析表）．

cont の変動の 13.34% はこのモデルによって説明できますが，残りの 86.66% は当てはめたモデルの残差に集約されている未知の要因や cont の測定誤差による変動です．

このモデルの説明変数は treatment 以外には gender と age しか含んでいないので，当てはまりは良くありません．対処法として，他に cont の変動に影響を与えそうな変数をモデルに加えることが考えられますが，R^2 は説明変数の数が多いほど大きくなるので，他のモデルと比較する場合には，自由度を調整した調整済み R^2（Adjusted R-squared）：0.1063 を用います．

（参考文献 12）

解析のまとめ

線形モデル，cont＝$\beta_0 + \beta_1 \times$ age ＋ $\beta_2 \times$ gender ＋ $\beta_3 \times$ treatment による解析結果は，線形回帰分析と同じ（☞ 6.2.2 線形回帰分析の実行と出力の読み方）

6.2.5 線形モデルにおける残差

前節までの解析から，「治療法 B は治療法 A より疾患 X の症状を改善する」という，母集団全体に対する仮説が統計学的に検証され，サンプルごとの cont を予測するモデル，cont = 110.44 + 0.37 × age + 6.72 × gender − 20.10 × treatment が得られました．

しかし，得られたモデルの当てはまりはあまりよくありません．cont の変動の約 13% はこのモデルによって説明できますが，87% は未知の要因や cont の測定誤差による変動です．これがモデルの「残差」です．

本節では，有意差が出た研究では，たぶん，見ずに済ますことが多い残差に少し目を向けてみましょう．

▶ 残差とは

残差（residual）とは，当てはめたモデルから得られる予測値（predicted value）と実測値，y との差です．残差，ε をモデルに含めて表すと，

$$y = (\beta_0 + \beta_1 \times x_1 + \beta_2 \times x_2 + \cdots + \beta_k \times x_k) + \varepsilon$$

＝予測値 + 残差

$\beta_1, \beta_2 \cdots, \beta_k$： 各説明変数 $x_1, x_2, \cdots x_k$ のパラメータ

データ点ごとに予測値が得られますから，サンプルサイズが n の場合，n 個の残差，ε_i（i＝1 〜 n）があります．モデルがデータによく当てはまっていれば残差は 0 に近く，データが予測値より大きい場合は残差が正の値，予測値より小さい場合は負の値をとります．

サンプルごとの予測値と残差[注]を確認するには，

注：R スクリプトを書く場合は回帰分析の補助関数，residuals( ) を用いる（☞付録 2. 線形モデルの分散分析表）

［標準メニュー］→［モデル］→［計算結果をデータとして保存］,［予測値］および［残差］にチェック.

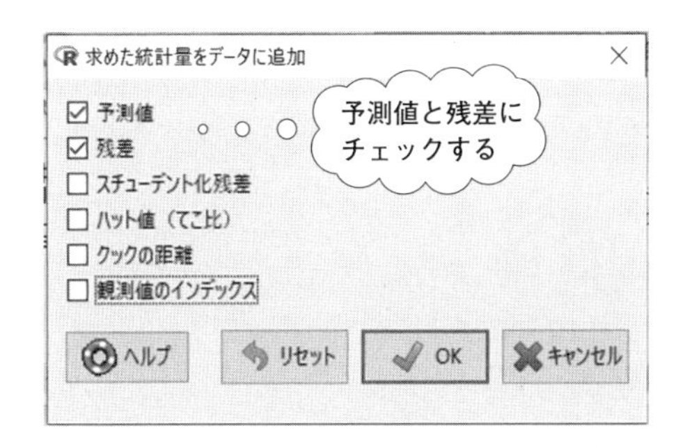

自動的に残差：residuals.LinearModel.1, 予測値：fitted.LinearModel.1 と変数名がつけられ，データセット data_x に保存される． 表示 をクリックすると確認できる.

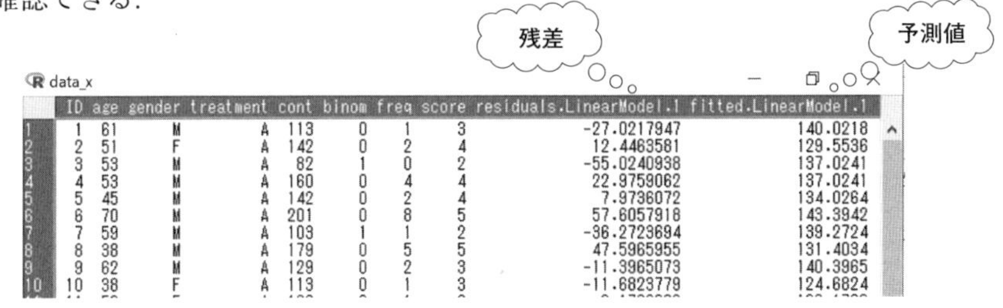

	ID	age	gender	treatment	cont	binom	freq	score	residuals.LinearModel.1	fitted.LinearModel.1
1	1	61	M	A	113	0	1	3	-27.0217947	140.0218
2	2	51	F	A	142	0	2	4	12.4463581	129.5536
3	3	53	M	A	82	1	0	2	-55.0240938	137.0241
4	4	53	M	A	160	0	4	4	22.9759062	137.0241
5	5	45	M	A	142	0	2	4	7.9736072	134.0264
6	6	70	M	A	201	0	8	5	57.6057918	143.3942
7	7	59	M	A	103	1	1	2	-36.2723694	139.2724
8	8	38	M	A	179	0	5	5	47.5965955	131.4034
9	9	62	M	A	129	0	2	3	-11.3965073	140.3965
10	10	38	F	A	113	0	1	3	-11.6823779	124.6824

例）　ID 1 の cont の残差＝cont の実測値 − cont の予測値

＝113 − 140.0218

＝−27.0218

▶　線形モデルの前提条件

線形モデル（LM）では，誤差の正規性，分散の均一性，および，線形性（加法性）が仮定されており，残差分析（residual analysis）により，当てはめたモデルの妥当性を調べることができます[注]．ただし，臨床研究でこれらの前

注：EZR に搭載されている残差分析法を利用するには，［標準メニュー］→［モデル］→［グラフ］→［基本的診断プロット］

提条件が完全に満たされていることはほとんどありません．重大な問題を引き起こすほどの逸脱がないことを確かめる程度で十分です．

1） 誤差の正規性

連続量データの残差の分布型はデータそのものの分布型と似ているので，通常，残差ではなくデータそのものの正規性を確認することで前提条件が満たされていると考えてLMを利用しています．本書でもこのような表現を用いていますが，しばしば正規性の仮定が満たされないモデルを構築して誤った結論を導いてしまう場合があります．

残差のヒストグラムを描いて分布型を確認しておきましょう．

［グラフと表］→［ヒストグラム］ ダイアログボックスで［変数］として residuals. LinearModel.1 を選択

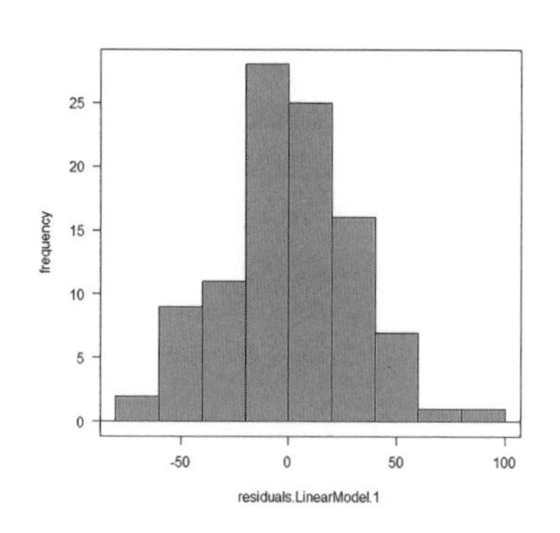

目的変数：cont のヒストグラム（☞ 6.2.1 線形回帰分析の準備）と同様，正規分布に近いことが確認できます．

残差の要約統計量を求めることによっても大まかな正規性の確認ができます．

［統計解析］→［連続変数の解析］→［連続変数の要約］
ダイアログボックスで［変数］として residuals. LinearModel.1 を選択

0%	25%	50%	75%	100%
-69.0696945	-17.7163404	-0.3725876	18.8862515	96.9326046

残差（Residuals）の分位点の値（最小値（0%）第 1 四分位点（25%），中央値（50%），第 3 四分位点（75%），最大値（100%））が得られます（☞ 6.2.4 線形モデル，出力(b)の部分）．中央値が 0 に近く，第 1 四分位点と第 3 四分位点の絶対値が近い値になっており，誤差分布の対称性が確認できます．

2） 分散の均一性

線形回帰分析では，当てはめたモデルの周りで残差のばらつきがどこでも等しくなっている（等分散性）ことが前提条件とされています．

横軸に説明変数，x（例，age）の値，縦軸に残差を表示した適合値プロットの x のどの値においても，残差が平均値 0 の周りで均一にばらついていれば問題ありませんが，x が大きくなるにつれてばらつきが大きくなるような場合は，モデルがうまく適合していない可能性があります．回帰分析は外れ値（outlier）の影響を受けやすいため，標準化残差（standardized residual），スチューデント化残差（studentized residual），てこ比（leverage ratio），クックの距離（Cook’s distance）などの残差指標が出力する統計ソフトもあります．

3） 線形性（加法性）

線形性とは，各説明変数のパラメータ，$\beta_1, \cdots, \beta_k$ が加法的に（足し算の形で）結合していることを指します．説明変数，x に関しては，x^2 や$\sqrt{X}$などの項や，複数の説明変数が乗法的に（掛け算の形で）結合した交互作用項（☞ 9.1 反復測定分散分析による解析）が入ったものも LM と呼びます．したがって，線形性が満たされない説明変数，x は適切なデータ変換（data transformation）によって，LM として扱うことができる場合があります．

（参考文献 6，8）

7
2 値カテゴリデータの解析

2 値カテゴリデータを目的変数とする場合は，2 項ロジスティック回帰分析を行います．2 項分布は離散量の代表的分布型です．

ロジスティック回帰分析では，各説明変数のパラメータ（回帰係数）は尤度という統計量を用いて最尤推定法により推定します．最尤推定法の詳しい説明は次章で行います（☞ 8 さまざまな分布型のデータの解析）．

7.1 2項ロジスティック回帰分析の基礎

▶ オッズ比

臨床研究においてロジスティック回帰分析がよく用いられる理由は，生存／死亡や治療の有効／無効といった2値のカテゴリデータで得られるアウトカムを，医学的に有用な指標であるオッズ比（odds ratio）として解釈できるからです．

本章では，疾患Xの治癒binom（非治癒：0／治癒：1）をアウトカムとしています．データセット全体での治癒率はπ，非治癒率は$1-\pi$で表されます（πは0から1の値をとります）．$\frac{\pi}{1-\pi}$をオッズ（odds），オッズの対数をとったもの，$\log\frac{\pi}{1-\pi}$をπのロジット（logit）と呼びます．

治癒率，πに影響を及ぼす因子がk個ある場合，$\log\frac{\pi}{1-\pi}$と，説明変数，x_1,，x_2，…，x_kが結合した線形予測子（linear predictor）との関係は以下のように表されます．各説明変数のパラメータ，$\beta_1, \cdots, \beta_k$は，他の変数を調整した（影響を取り除いた）上で，その変数の変化が目的変数にどれほどの効果をもたらすかを示すものです（☞ 2.1 線形回帰分析の基礎）．

$$\log\frac{\pi}{1-\pi} = \beta_0 + \beta_1 \times x_1 + \beta_2 \times x_2 + \cdots + \beta_k \times x_k$$

$\beta_1, \cdots, \beta_k$：　各説明変数のパラメータ

上式をπについて解けば，以下の式で表されます．

$$\pi = \frac{e^{(\beta_0 + \beta_1 \times x_1 + \beta_2 \times x_2 + \cdots + \beta_k \times x_k)}}{1 + e^{(\beta_0 + \beta_1 \times x_1 + \beta_2 \times x_2 + \cdots + \beta_k \times x_k)}}$$

例えば，治癒率，π に対する性別 gender の影響を調べたい場合，説明変数，x_1 を gender として，他の説明変数はそのまま，$x_2, \cdots, x_k$ としておきます．

$$\log \frac{\pi}{1-\pi} = \beta_0 + \beta_1 \times \text{gender} + \beta_2 \times x_2 + \cdots + \beta_k \times x_k$$

gender が女性（$x_1=0$）の場合の治癒率を π_0，男性（$x_1=1$）の場合を π_1 とすると，

女性：$$\log \frac{\pi_0}{1-\pi_0} = \beta_0 + \beta_1 \times 0 + \beta_2 \times x_2 + \cdots + \beta_k \times x_k$$
$$= \beta_0 + \beta_2 \times x_2 + \cdots + \beta_k \times x_k$$

男性：$$\log \frac{\pi_1}{1-\pi_1} = \beta_0 + \beta_1 \times 1 + \beta_2 \times x_2 + \cdots + \beta_k \times x_k$$
$$= \beta_0 + \beta_1 + \beta_2 \times x_2 + \cdots + \beta_k \times x_k$$

両辺の差をとると，

左辺$$= \log \frac{\pi_1}{1-\pi_1} - \log \frac{\pi_0}{1-\pi_0}$$
$$= \log \left(\frac{\pi_1}{1-\pi_1} \Big/ \frac{\pi_0}{1-\pi_0} \right)$$

右辺$$= [\beta_0 + \beta_1 + \beta_2 \times x_2 + \cdots + \beta_k \times x_k] - [\beta_0 + \beta_2 \times x_2 + \cdots + \beta_k \times x_k]$$
$$= \beta_1$$

右辺は β_1 以外すべて同じですから消えてしまいます．すなわち，

$$\log \left(\frac{\pi_1}{1-\pi_1} \Big/ \frac{\pi_0}{1-\pi_0} \right) = \beta_1$$

β_1 は女性を基準とした時の男性のオッズ比，$\frac{\pi_1}{1-\pi_1} \Big/ \frac{\pi_0}{1-\pi_0}$ の対数です．

したがって，β_1 を指数変換すれば，他の変数の影響を取り除いた時の gender のオッズ比が求まります．

$$\frac{\pi_1}{1-\pi_1} \Big/ \frac{\pi_0}{1-\pi_0} = e^{\beta_1}$$

残りの変数，x_2，x_3，…，x_k に関しても同様に，それぞれの係数，β_2，β_3，…，β_k を指数変換すれば，他の変数の影響を取り除いた時，その変数がkの時を基準とした時，kより1単位だけ大きい場合のオッズ比が求まります[注].

注：説明変数，xが連続量データの場合には，1単位ではなく，ある変化量，c，だけ変化した時のオッズ比に関心があることが多い．その場合は，パラメータ，β_1 に c を掛けた値を指数変換したオッズ比を求める．

7.2 2項ロジスティック回帰分析の実際

本節では，疾患Xの治癒をアウトカムとして，（多変量）2項ロジスティック回帰分析（binomial logistic regression analysis）により治療法Aと治療法Bの効果を比較します．目的変数は治癒 binom（0／1）を，治癒率πのロジット，$\log\frac{\pi}{1-\pi}$に変換したもの，説明変数は，前章と同様，年齢 age，性別 gender および治療法 treatment です．

データ解析計画

「疾患Xの治療法Aと治療法Bの治癒率の比較」

解析手法：　2項ロジスティック回帰分析

$$\log\frac{\pi}{1-\pi}=\beta_0+\beta_1\times \mathrm{age}+\beta_2\times \mathrm{gender}+\beta_3\times \mathrm{treatment}$$

7.2.1 2項ロジスティック回帰分析の実行と出力の読み方

▶ 単変量解析

多変量解析を行う前に，目的変数と個々の説明変数との関係を単変量解析により調べておきます．

治癒 binom と個々の説明変数の関係は，連続量データの場合は散布図，カテゴリデータの場合は分割表（contingency table）などによって，binom の2つのカテゴリにどのように分布しているか確認します．カテゴリ間でデータ数に極端な偏りがあったり，説明変数の分布が低値側と高値側に完全に分離したりしている場合は解析ができません．

2変量間の関係を定量的に調べるには，（単変量）2項ロジスティック回帰分析を行います.

1） binom vs age

［グラフと表］→［散布図］

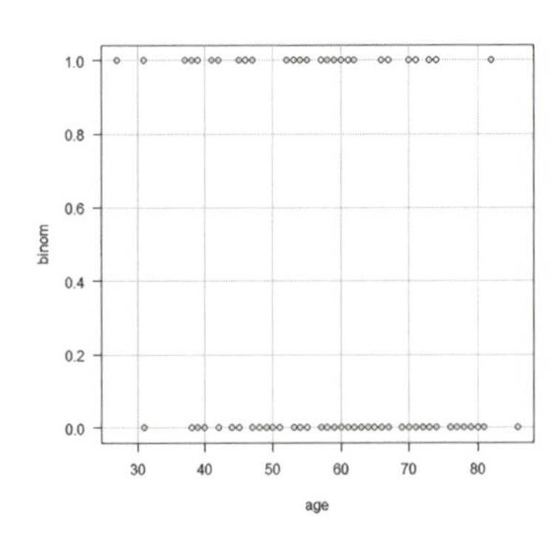

binomのカテゴリ，非治癒（0）と治癒（1）が，ageの低値側から高値側に重なりをもって分布しており，オッズ比による比較が可能です.

［統計解析］→［名義変数の解析］→［二値変数に対する多変量解析（ロジスティック回帰）］

	オッズ比	5%信頼区間下限	95%信頼区間上限	P値
(Intercept)	2.150	0.339	13.60	0.417
age	0.973	0.942	1.01	0.102

binomは非治癒（0）と治癒（1）が数値データで入力されています．0が基準となりますから，非治癒（0）を分母，治癒（1）を分子とするオッズ（治癒になりやすさの指標）を求めることになります．オッズ比の読み方は多変量解析の場合と同じです（☞▶ 多変量解析）.

2）　binom vs gender

［統計解析］→［名義変数の解析］→［分割表の作成と群間の比率の比較（Fisherの正確検定）[注]］

	gender=F	gender=M	Fisher検定のP値
binom=0	29	39	0.392
binom=1	17	15	

いずれのgender群にも治癒と非治癒の症例が相当数あり，群間の比較は可能です．

［統計解析］→［名義変数の解析］→［二値変数に対する多変量解析（ロジスティック回帰）］

	オッズ比	95%信頼区間下限	95%信頼区間上限	P値
(Intercept)	0.586	0.322	1.07	0.0804
gender[T.M]	0.656	0.282	1.53	0.3280

3）　binom vs treatment

［統計解析］→［名義変数の解析］→［分割表の作成と群間の比率の比較（Fisherの正確検定）］

	treatment=A	treatment=B	Fisher検定のP値
binom=0	40	28	0.0317
binom=1	11	21	

いずれのtreatment群にも治癒と非治癒の症例が相当数あり，群間の比較は可能です．

注：フィッシャー直接確率法（Fisher's exact test）：　群間で2値データの度数を比較する検定法．

［統計解析］→［名義変数の解析］→［二値変数に対する多変量解析（ロジスティック回帰）］

	オッズ比	95%信頼区間下限	95%信頼区間上限	P値
(Intercept)	0.275	0.141	0.536	0.000149
treatment[T.B]	2.730	1.140	6.540	0.024600

オッズ比の検定の帰無仮説は，オッズ比＝1と設定していますが，p値が0.05以下（有意であること）と，95%信頼区間に1が含まれていないことは同等です．どちらを読んでも，2群間のオッズが異なっているという同じ結論になります．

単変量解析の結果，説明変数としてtreatmentのみが有意であり，治療法Bは治療法Aより治癒率が高い（binomのカテゴリ，治癒（1）が出現しやすい）という結果ですが，多変量解析により，age，およびgenderによるbinomの変動の影響を取り除いた解析結果を見てみましょう．

▶　多変量解析

医療分野でロジスティック回帰分析を用いた研究のほとんどは，結果をオッズ比（odds ratio）として報告しています．まず，オッズ比の読み方から始めましょう．

［統計解析］→［名義変数の解析］→［二値変数に対する多変量解析（ロジスティック回帰）］
ダイアログボックスで，［目的変数］にbinom，［説明変数］にtreatment，age，およびgenderを選択．
［統計解析］のメニュー操作後にRの関数を利用するには，オプションの［モデル解析用に解析結果をアクティブモデルとして残す］にチェック．

	オッズ比	95% 信頼区間下限	95% 信頼区間上限	P 値
(Intercept)	1.550	0.221	10.80	0.659
age	0.972	0.939	1.01	0.106
gender[T.M]	0.722	0.295	1.77	0.476
treatment[T.B]	2.960	1.210	7.29	0.018

オッズ比

- 切片（Intercept）：　基準となるオッズ．age が 0 歳，gender が女性（F），treatment が治療法 A のオッズは 1.550
- age：　年齢のオッズ比．treatment および gender の変動の影響を取り除くと，age が 1 歳増えるごとに，オッズが 0.972 倍になる（オッズ比が 1 以下であり，age が増えるにつれて治癒率が低下することを表す）
- gender［T.M］：　性別のオッズ比．treatment および age の変動の影響を取り除くと，男性のオッズは女性のオッズの 0.722 倍である（オッズ比が 1 以下であり，男性の方が女性より治癒率が低いことを表す）
- treatment［T.B］：　治療法のオッズ比．age，および gender の変動の影響を取り除くと，治療法 B のオッズは治療法 A のオッズの 2.960 倍である（オッズ比が 1 以上であり，治療法 B の方が治療法 A より治癒率が高いことを表す）（☞ 解析のまとめ）

オッズ比の検定

- age：　オッズ比の 95% 信頼区間，0.939 ～ 1.01 に 1 が含まれている（$p > 0.05$）．age は binom に影響を与えない
- gender［T.M］：　オッズ比の 95% 信頼区間，0.295 ～ 1.77 に 1 が含まれている（$p > 0.05$）．gender は binom に影響を与えない
- treatment［T.B］：　オッズ比の 95% 信頼区間，1.210 ～ 7.29 に 1 が含まれていない（$p < 0.05$）．treatment は binom に影響を与える（☞ 解析のまとめ）

出力ウインドウを上に向かってスクロールすると現れる部分は，一般化線形モデル（GLM）を利用した場合の出力と同じ内容です（☞ 8.3 一般化線形モデルによる2値のカテゴリデータの解析：2項分布）．

解析のまとめ

2項ロジスティック回帰分析（モデル：$\log\frac{\pi}{1-\pi}=\beta_0+\beta_1\times \mathrm{age}+\beta_2\times \mathrm{gender}+\beta_3\times \mathrm{treatment}$）により，以下の結果を得た．

治療法Bの治療法Aに対する治癒率（π）のオッズ比は1以上であり，治療群間に有意差がある（2.960，95%信頼区間：1.210～7.29，p=0.018）．

結論：「治療法Bは治療法Aより疾患Xの治癒率を高める」

7.2.2　2項ロジスティック回帰分析による予測

医療分野でもっとも統計モデルによる予測が求められるのは，患者に対する負担が大きく測定が難しい，あるいは，データが得られるまで長い時間がかかるアウトカムです．臨床データを利用し，2項ロジスティック回帰分析で得られたモデルを診断ツールや予後予測ツールとして用いようとする試みがよく行われています．

▶　2項ロジスティック回帰分析の予測値

2項ロジスティック回帰分析で求めたモデルのパラメータを用いて，前章と同様に，サンプルごとの予測値を求めてみましょう．

1）　当てはめたモデルを使ってサンプルごとの予測値を手計算する方法

データセット全体での治癒率：πは，個々のサンプルが治癒する確率の平均値に等しいと考えられます．πを各サンプルが治癒する確率（binom＝1となる確率）と読み替えて，以下の式で予測値を求めることができます．

$$\log\frac{\pi}{1-\pi}=\beta_0+\beta_1\times\text{age}+\beta_2\times\text{gender}+\beta_3\times\text{treatment}$$

$$=0.43760-0.02854\times\text{age}-0.32557\times\text{gender}+1.08662\times\text{treatment}$$

$$\pi=\frac{e^{(\beta_0+\beta_1\times\text{age}+\beta_2\times\text{gender}+\beta_3\times\text{treatment})}}{1+e^{(\beta_0+\beta_1\times\text{age}+\beta_2\times\text{gender}+\beta_3\times\text{treatment})}}$$

$$=\frac{e^{(0.43760-0.02854\times\text{age}-0.32557\times\text{gender}+1.08662\times\text{treatment})}}{1+e^{(0.43760-0.02854\times\text{age}-0.32557\times\text{gender}+1.08662\times\text{treatment})}}$$

例）　ID 1のデータは，　binom: 0，age: 61，gender: M(1)，treatment: A(0)

$$\log\frac{\pi}{1-\pi}\text{の予測値}=0.43760-0.02854\times61-0.32557\times1+1.08662\times0$$

$$=-1.62891$$

$$\pi\text{の予測値}=\frac{e^{-1.62891}}{1+e^{-1.62891}}$$

$$=0.16396$$

ID 1が治癒する（binom＝1となる）確率，πの予測値は0.16396

2）　EZRによりサンプルごとの予測値を求める方法

［標準メニュー］→［モデル］→［計算結果をデータとして保存］，［予測値］にチェック

各サンプルの
予測値

data_x

	ID	age	gender	treatment	cont	binom	freq	score	fitted.GLM.1
1	1	61	M	A	113	0	1	3	0.16396408
2	2	51	F	A	142	0	2	4	0.26544335
3	3	53	M	A	82	1	0	2	0.19770254
4	4	53	M	A	160	0	4	4	0.19770254
5	5	45	M	A	142	0	2	4	0.23642008
6	6	70	M	A	201	0	8	5	0.13171597
7	7	59	M	A	103	1	1	2	0.17193899
8	8	38	M	A	179	0	5	5	0.27435504
9	9	62	M	A	129	0	2	3	0.16008945
10	10	38	F	A	113	0	1	3	0.34369642

3） predict( ) により予測値を求める方法

R関数のpredict( ) を用いると，$\log\frac{\pi}{1-\pi}$の予測値が得られます．2）で出力するπの予測値（fitted.GLM.1）を得るにはpredict( ) の引数として，モデル名の後にtype="response" を付け加えます．

《R スクリプト　No.3　全サンプルのπのロジットの予測値を求める》

```
#GLM.1を用いてdata_xの各サンプルのlog (π／(1-π)) の予測値を求める
>predict (GLM.1)


1             2             3             4             5            6
-1.629024175  -1.017865677  -1.400715877  -1.400715877  1.172407578  -1.885871011

7             8             9             10            11           12
-1.571947100  -0.972637817  -1.657562712  -0.646864693  -0.98932714  -1.759867647
・・・・・・


#GLM.1を用いてdata_xの各サンプルのπの予測値を求める
>predict (GLM.1, type="response")


1           2           3           4           5           6           7
0.16396408  0.26544335  0.19770254  0.19770254  0.23642008  0.13171597  0.17193899

8           9           10          11          12          13          14
0.27435504  0.16008945  0.34369642  0.271045    0.14680692  0.2687102   0.13640409
・・・・・・


# 各サンプルが治癒する確率，πの平均値を求める.
>mean (predict (GLM.1, type="response"))

[1] 0.32
```

mean( ) 関数を利用して，各サンプルのπの予測値，predict (GLM.1, type ="response") の平均値を求めると，データセット全体での治癒率（治癒：100例中32例）に等しいことがわかります．

▶ 2値データへの変換

πの予測値は確率（0～1）として得られますが，実測値，治癒 binom は非治癒（0）と治癒（1）という2値データです．予測の当否を判定するには連続量である予測値を2値データに変換する必要があります．

カットオフ値（cutoff）を少しずつ変えてπを低値群と高値群に分けて，感度（sensitivity）と特異度（specificity）をプロットした ROC 曲線（receiver operating characteristic curve）を描き，実測値の binom とどの程度一致しているかを求める方法が用いられます．

▶ ROC 曲線

2項ロジスティック回帰分析後に ROC 曲線を描くには，

[統計解析] → [名義変数の解析] → [二値変数に対する多変量解析（ロジスティック回帰)]

ダイアログボックスのオプションで [ROC 曲線を表示する] にチェック．

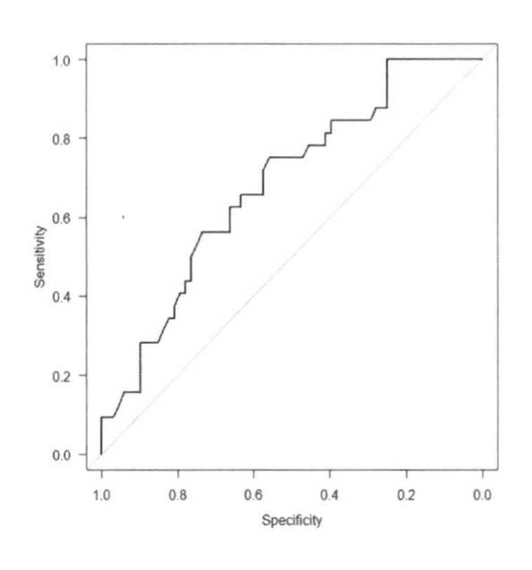

曲線下面積 0.682　95% 信頼区間 0.573 – 0.791

ROCの曲線下面積（area under the curve，AUC）はモデルによる識別能の指標となります．AUCをC統計量（C statistic）と呼ぶこともあります．グラフの点（1.0，0.0）と点（0.0，1.0）を結んだ対角線下面積は0.5であり識別能はありません．ROC曲線が点（1.0，1.0）に向かって膨らみ，曲線下面積が1に近づくほどモデルによる識別能が高くなります．モデルの用途によって感度と特異度のバランスを考えてカットオフ値を選択します．

はたして，この数値例のモデルを個々の患者に対して予測ツールとして利用することは可能でしょうか？

残念ながら，この数値例のような識別能の低いモデル（AUC=0.682）を安易に予測モデルとして用いることはできません．仮にかなり高い識別能があったとしても，この程度の少数データから得たモデルでは，偶然，用いたデータセットに含まれるサンプルだけに過剰適合（overfitting）し，モデルの予測能力の過大評価（optimism）を引き起こしている可能性があります．

▶ 多変量予測モデルの開発

モデルの予測力（model performance）を高めるには，適切な数の説明変数を含むできるだけ単純なモデルから始めて，新たな因子をモデルの説明変数として含めたり，逆に不要な因子をモデルから除いたりしてモデル更新（model updating）を続ける必要があります．

さらに，ブートストラップ法（bootstrapping），ジャックナイフ法（jack-knife），クロスバリデーション法（cross-validation）など，研究に用いたサンプルを複数の群に分けたり，何度も再抽出を繰り返して得たデータを利用して予測力を評価する内的妥当性（internal validation）や，研究に用いたサンプルとは異なった人口集団や状況で得られたサンプルを利用して，同等の予測力があるかどうかを評価する外的妥当性（external validation）の指標も必要です．

予測モデルの開発や評価を行う場合は「個別の予後や診断に関する多変量予測モデルの透明性ある報告のためのガイドライン（TRIPOD声明）」などを参考にしてください．

（参考文献17）

8
さまざまな分布型のデータの解析

臨床研究では，連続量データをアウトカムとする場合には線形回帰モデル，生／死や有効／無効などの 2 値のカテゴリデータで表されるアウトカムには 2 項ロジスティック回帰モデルを用いるのが定石となっていますが，これらの回帰モデルでは扱えないアウトカムもあります．

本章では，データセット data_x に含まれるすべてのアウトカム変数，臨床検査値 cont，治癒 binom，発作回数 freq，および，評価スコア score を，それぞれ目的変数として扱うことができる一般化線形モデルを用います．

8.1 一般化線形モデルの基礎

▶ 一般化線形モデルとは

一般化線形モデル（generalized linear model, GLM）は，「残差が正規分布に従っている」という線形モデル（linear model, LM）の前提条件を取り払い，連続量データだけではなく離散量データも扱えるようにした拡張性の高いモデルです．すでに述べた線形回帰分析や 2 項ロジスティック回帰分析をはじめ，さまざまな回帰モデルを包括的に扱うことができます（☞ 5.2 統計モデルによる解析）．

GLM の右辺は，LM と全く同じ形式で説明変数，$x_1, \cdots, x_k$ を結合した線形予測子（linear predictor）です．GLM では，左辺の目的変数と線形予測子をどのように関係づけるかをリンク関数（link function）で指定します．ロジスティック回帰分析では，2 値データを対数オッズ（logit）に変換するという操作をしましたが（☞ 7.1 2 項ロジスティック回帰分析の基礎），これはリンク関数としてロジット（logit）を用いていることになります．正規分布に従う連続量データの場合も，「何の変換もしないリンク関数」を表す恒等リンク関数（identity link function）を指定し，GLM に包括することができます．適切なリンク関数を指定することができれば，正規分布や 2 項分布以外にも様々な確率分布に従うデータを目的変数とすることができます[注]．

（参考文献 13）

注：正規分布，2 項分布，ポアソン分布，ガンマ分布などの医療統計学でよく用いられる確率分布は指数分布族（exponential family）に属しており，それぞれの分布には統計学的に望ましい利点がある特殊な関数があり，正準リンク関数（canonical link function）と呼ばれている．正規分布は恒等（identity），2 項分布はロジット（logit）が正準リンク関数である．GLM では，特に指定しなければデフォルトの正準リンク関数が使用される．

▶ 最尤推定法

GLMではパラメータを求めるために最尤推定法（maximum likelihood estimation）を用います．最尤推定法はさまざまな分布に従うデータを扱うことができます．データが正規分布に従う場合は，最尤推定法により得られるパラメータ（回帰係数）は最小2乗法（☞6.1 線形回帰分析の基礎）による値と同じ値になります．つまり，最小2乗法は最尤推定法の特殊な場合であると考えることができます．

最尤推定法では尤度（likelihood）という統計量を用います．推測統計学ではパラメータは母集団における唯一無二の固定値であり，データからパラメータを推定しますが，尤度という概念はこの考え方を逆転させます．得られたデータを固定値として扱い，パラメータがどんな値だったらもっともデータに適合しているかを推定します．尤度の実体は同時確率（joint probability）です．n個のデータ（x_1，x_2，・・・x_n）が得られたとして，あるパラメータ，θ を仮定した場合，各データが同時に得られる確率，つまり，個々のデータが得られる確率をすべて掛け合わせた値です（☞付録3. 尤度の計算）．

最尤推定法ではできるだけ多くのデータに適合するような，尤度が最大になるようなパラメータを求めます．対数をとっても大小関係は変わりませんから，実際には対数尤度（log likelihood）が最大になるようにパラメータを推定します．ごく単純なモデルを少数データに適合させるだけなら最小2乗法と同様，パラメータを解析的に求めることができます．しかし，GLMのような複雑なモデルではコンピュータを用いてさえ解析的に求めるのは不可能です．

そこで，まずパラメータに適当な初期値を与えて，少しずつ値を変えながら真の値と思われる値にたどり着くまで繰り返し計算を行うという反復法（iterative method）が用いられます．反復計算の結果がほとんど変化しなくなり，事前に決めた基準に達した時にモデルのパラメータの推定値が得られます．

（参考文献3）

▶ 最大対数尤度とデビアンス

対数尤度（log likelihood）が最大になるようにパラメータを求めたわけです

から，他のモデルと比較する場合，対数尤度の最大値，最大対数尤度（maximum log likelihood）の値が，このモデルの当てはまりの良さの指標となります．この値を log Lik と表記しましょう．

最大対数尤度に −2 を掛けた値，−2 log Lik を逸脱度（デビアンス，deviance）と呼びます．日本語表記もデビアンスとする統計ソフトが多いので，これ以降，本書でも逸脱度をデビアンスと呼びます．最大対数尤度と符号が逆になりますから，他のモデルと比較する場合，デビアンスが**小さい**方が当てはまりが良いモデルと言えます．

複数のモデルの中から当てはまりのよいものを選択する基準としては，デビアンスの他に，AIC（赤池情報量規準，Akaike's information criterion）や BIC（ベイズ情報量規準，Bayesian information criterion）[注]なども用いられています（☞ 10.1 線形混合モデルの基礎）．

▶ 一般化線形モデルの残差

残差とはモデルによる予測値と実測値とのずれです．最小 2 乗法を用いる線形モデル（LM）では，臨床検査値 cont の残差は実測値から予測値を引き算すれば求まりましたが，2 値データである治癒 binom は予測値が治癒する確率，π として，0 ～ 1 の連続量で得られるため，単純な引き算によって求めた残差はあまり意味がありません．カテゴリデータである発作回数 freq や評価スコア score も同様です．

一般化線形モデル（GLM）ではデビアンス残差（deviance residuals）やピアソン残差（Pearson residuals）が用いられます．これらの残差の数学的な説明は煩雑なので省きますが，通常の残差と同様，近似的に正規分布に従い，モデルがデータによく適合していれば 0 に近く，データが予測値より大きい場合は正の値，予測値より小さい場合は負の値をとることが知られています．

（参考文献 7）

注：BIC は SBC（Schwarz Bayesian information criterion）とも呼ばれる．

8.2 一般化線形モデルによる連続量データの解析：　正規分布

本節では，疾患Xの重症度と関係する臨床検査値contを目的変数とするLM（☞6.2.4 線形モデル）を，再度，一般化線形モデル（GLM）により解析します．

LMによる解析結果と同じなので，実用的には連続量データを目的変数とするGLMを利用する機会はほとんどありませんが，目的変数の確率分布とリンク関数の関係や，GLMの共通の出力形式を確認しておきましょう．

データ解析計画

「疾患Xの治療法Aと治療法Bの臨床検査値contに対する効果」
　解析手法：一般化線形モデル，
　　確率分布：正規分布(gaussian)，リンク関数：恒等(identity)
　　　$\text{cont} = \beta_0 + \beta_1 \times \text{age} + \beta_2 \times \text{gender} + \beta_3 \times \text{treatment}$

［標準メニュー］→［統計量］→［モデルへの適合］→［一般化線形モデル］ダイアログボックスで，［変数］の中から，左辺にcont，右辺にtreatment，genderおよびage，リンク関数族はgaussian，リンク関数はidentity

```
Call:
glm(formula=cont ~ age+gender+treatment, family=gaussian(identity), data=
data_x)  ...................................................................... (a)
Deviance Residuals:  ......................................................... (b)
      Min          1Q      Median        3Q          Max
  -69.070     -17.716      -0.373    18.886       96.933
Coefficients:  ................................................................ (c)
                    Estimate   Std.Error    t value     Pr(>|t|)
(Intercept)         110.4433     13.5914      8.126    1.54e-12***
```

```
age                        0.3747      0.2335     1.605     0.11176
gender[T.M]                6.7210      6.2554     1.074     0.28532
treatment[T.B]           -20.1046      6.1147    -3.288     0.00141**
---
Signif. codes:   0 '***' 0.001 '**' 0.01 '*' 0.05 '.' 0.1 ' ' 1
(Dispersion parameter for gaussian family taken to be 931.9527)  ········ (d)
Null deviance: 103236 on 99 degrees of freedom  ························· (e)
Residual deviance: 89467 on 96 degrees of freedom
AIC: 973.43  ···························································· (f)
Number of Fisher Scoring iterations:2  ································· (g)
```

(a) glm( ) は一般化線形モデルの解析を行う関数．引数は，モデル，確率分布：正規分布（gaussian），リンク関数：恒等（identity），および，データセット名．

(b) デビアンス残差の要約統計量

目的変数の確率分布が正規分布の場合は，最尤推定法により得られるデビアンス残差（Deviance Residuals）は最小 2 乗法により得られる残差（Residuals）と同じ値になります（☞ 6.2.5 線形モデルにおける残差）．

(c) パラメータ推定値（Estimate）とその検定

線形回帰分析および線形モデルと同じです（☞ 6.2.2 線形回帰分析の実行と出力の読み方）．

(d) 目的変数の確率分布が正規分布の場合は，GLM における散らばりのパラメータ（dispersion parameter）：931.9527 は，最小 2 乗法により得られる誤差分散：932.0 と同じ値になります（☞付録 2. 線形モデルの分散分析表）．

(e) モデルの比較：

目的変数の確率分布が正規分布の場合，Null deviance（対照：切片のみのモデルのデビアンス）：103236，および，Residual deviance（当てはめたモデルのデビアンス）：89467 は，いずれも最小 2 乗法による残差の平方和と同じ値になります（☞付録 2. 線形モデルの分散分析表）.

当てはめたモデルの方が切片のみのモデルと比較して，デビアンスが小さいので当てはまりがよいと言えます.

(f) AIC：　モデルの選択基準．他のモデルとの比較に用います.

(g) 反復法として，フィッシャーのスコア法（Fisher scoring iteration）が用いられています．通常，数回の反復で解が得られます.

解析のまとめ

一般化線形モデル，cont $=\beta_0+\beta_1\times$ age $+\beta_2\times$ gender $+\beta_3\times$ treatment による結果は，線形回帰分析と同じ（☞ 6.2.2 線形回帰分析の実行と出力の読み方）

8.3 一般化線形モデルによる2値のカテゴリデータの解析： 2項分布

治癒 binom を治癒率 π のロジット，$\log\dfrac{\pi}{1-\pi}$ に変換して目的変数とした2項ロジスティックモデル（☞ 7.2.2 2項ロジスティック回帰分析の実行と出力の読み方）を，再度，一般化線形モデル（GLM）により解析してみましょう[注].

データ解析計画

「疾患 X の治療法 A と治療法 B の治癒率の比較」

解析手法： 一般化線形モデル，

確率分布：2 項分布（binomial），リンク関数：ロジット（logit）

$$\log\frac{\pi}{1-\pi}=\beta_0+\beta_1\times \mathrm{age}+\beta_2\times \mathrm{gender}+\beta_3\times \mathrm{treatment}$$

［標準メニュー］→［統計量］→［モデルへの適合］→［一般化線形モデル］ダイアログボックスで，［変数］の中から，左辺に binom，右辺に treatment, gender および age を選択，リンク関数族は binomial，リンク関数は logit

```
Call:
glm(formula=binom ~ age+gender+treatment, family=binomial(logit), data=
data_x)   ................................................................ (a)
Deviance Residuals:
       Min          1Q      Median          3Q          Max
   -1.3132     -0.8593     -0.6570      1.1846       1.8839
Coefficients:  ........................................................... (b)
```

注：実際には，2 項ロジスティック回帰分析のメニュー操作でも GLM による解析が行われている.

```
                        Estimate    Std.Error    z value      Pr(>|z|)
(Intercept)              0.43760     0.99275      0.441        0.659***
age                     -0.02854     0.01764     -1.618        0.106
gender[T.M]             -0.32577     0.45700     -0.713        0.476
treatment[T.B]           1.08662     0.45925      2.366        0.018*
---
Signif. codes:   0 '***' 0.001 '**' 0.01 '*' 0.05 '.' 0.1 ' ' 1
(Dispersion parameter for binomial family taken to be 1)    ………………… (c)
Null deviance: 125.37 on 99degrees of freedom     ……………………………… (d)
Residual deviance: 116.27 on 96degrees of freedom
AIC: 124.27
Number of Fisher Scoring iterations: 4
>exp(coef(GLM.1)) # Exponentiated coefficients("odds ratios")   …………… (e)
(Intercept)          age         gender[T.M]        treatment[T.B]
1.5489848        0.9718648        0.7219690            2.9642485
```

(a) glm( ) の引数は，モデル，確率分布：2項分布（binomial），リンク関数：ロジット（logit），データセット名

(b) パラメータ推定値（Estimate）とその検定

・切片（Intercept）： ageが0歳，genderが女性（F），treatmentが治療法Aの対数オッズは0.43760

・age： genderおよびtreatmentの変動の影響を取り除くと，ageが1歳増えるごとに対数オッズは0.02854減少する

・gender［T.M］： ageおよびtreatmentの変動の影響を取り除くと，男性の対数オッズは女性より0.32577低い

・treatment［T.B］： ageおよびgenderの変動の影響を取り除くと，治療法Bの対数オッズは治療法Aより1.08662高い

(c) 目的変数の確率分布が2項分布の場合は，散らばりのパラメータ（dispersion parameter）を1と指定します．

(d) モデルの比較：

Null deviance（対照：切片のみのモデルのデビアンス）： 125.37 に比べて Residual deviance（当てはめたモデルのデビアンス）： 116.27 の方が小さいので当てはまりがよいと言えます.

(e) glm( ) 関数を利用するとオッズ比は自動的には求まらないため，EZR では各パラメータを指数変換する関数，exp(coef( )) が付け加えられ，説明変数ごとにオッズ比が計算されています.

・切片（Intercept）： $e^{0.438}=1.5489848$

・age： $e^{-0.029}=0.9718648$

・gender［T.M］： $e^{-0.326}=0.7219690$

・treatment［T.B］： $e^{1.087}=2.9642485$

2 項ロジスティック回帰分析と同じです（☞ 7.2.1. 2 項ロジスティック回帰分析の実行と出力の読み方).

解析のまとめ

一般化線形モデル， $\log\frac{\pi}{1-\pi}=\beta_0+\beta_1\times \mathrm{age}+\beta_2\times \mathrm{gender}+\beta_3\times \mathrm{treatment}$ による結果は 2 項ロジスティック回帰分析と同じ（☞ 7.2.1 2 項ロジスティックの実行と出力の読み方）

8.4 その他の分布型のデータの解析

8.4.1 稀な事象の発生件数： ポアソン分布

疾患Xによる発作回数freqを対数変換したlog freqを目的変数として，一般化線形モデル（GLM）により解析してみましょう．

データ解析計画

「疾患Xの治療法Aと治療法Bの発作回数に対する効果」
解析手法： 一般化線形モデル，
確率分布：ポアソン分布（poisson），リンク関数：対数（log）
$\log freq = \beta_0 + \beta_1 \times age + \beta_2 \times gender + \beta_3 \times treatment$

▶ ポアソン分布とは

一定の調査期間に起こる比較的稀な事象の発生数はポアソン分布（Poisson distribution）に従うことが知られています．対象となる事象は，時間的あるいは空間的にランダムに発生し，調査期間中発生率が変化しないことが前提条件です．例えば特定の地域における感染症の発生はランダムとは言えないのでポアソン分布には従いません．また，花粉症など，季節によって発生頻度が変化する事象もポアソン分布には従いません．

本章では，疾患Xの患者に一定期間中に起こる発作の回数がポアソン分布に従うと仮定して解析してみましょう[注]．

注：正規分布の場合と同様，グラフからの視覚的な判断であり，厳密には残差分析などによるモデルとしての妥当性の検討が必要である．

ポアソン分布に従う変数，yに影響を及ぼす因子がk値ある場合，yの対数，log yの平均値と，説明変数，x_1, , x_2, …, x_kとの関係は以下のように表されます．

$$\log y = \beta_0 + \beta_1 \times x_1 + \beta_2 \times x_2 + \cdots + \beta_k \times x_k$$

$\beta_1, \cdots, \beta_k$：　各説明変数のパラメータ

上式をyについて解けば，以下の式で表されます．

$$y = e^{(\beta_0 + \beta_1 \times x_1 + \beta_2 \times x_2 + \cdots + \beta_k \times x_k)}$$
$$= e^{\beta_0} \times e^{\beta_1 \times x_1} \times e^{\beta_2 \times x_2} \times \cdots \times e^{\beta_k \times x_k}$$

（参考文献　8）

▶　単変量解析

発作回数freqと個々の説明変数の関係は，散布図（または，ドットチャート）を用いて検討することができます．2変量間の関係を定量的に調べるには，説明変数が2値のカテゴリデータの場合は群間で，連続量データの場合は，例えば，中央値で低値群（young）と高値群（old）に分けて[注]，freqの中央値を比較します．

1）　freq vs age

［グラフと表］→［散布図］

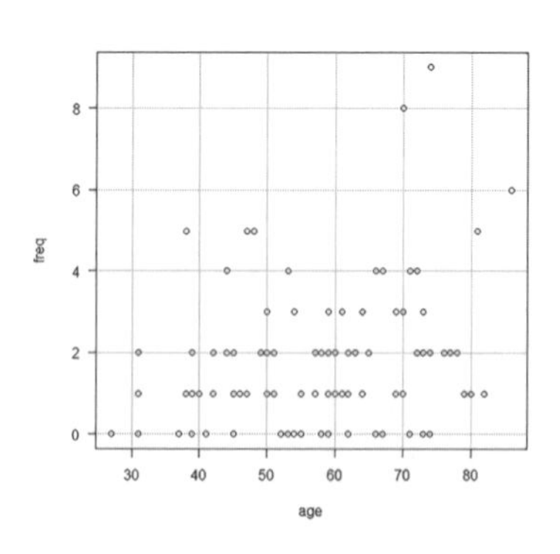

注：［標準メニュー］→［データ］→［アクティブデータセット内の変数の管理］→［数値変数を区間で区分］，区間の数：2，区間の方法：等間隔の区間．

［グラフと表］→［箱ひげ図］

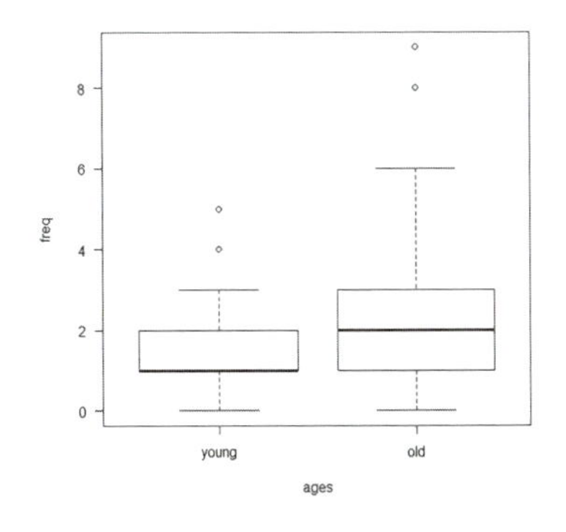

［統計解析］→［ノンパラメトリック検定］→［2群間の比較（Mann－Whitney U 検定）］

	最小	25%	メディアン	75%	最大	P値
age2=young	0	1	1	2	5	0.214
age2=old	0	1	2	3	9	

2）freq vs gender

［グラフと表］→［ドットチャート］

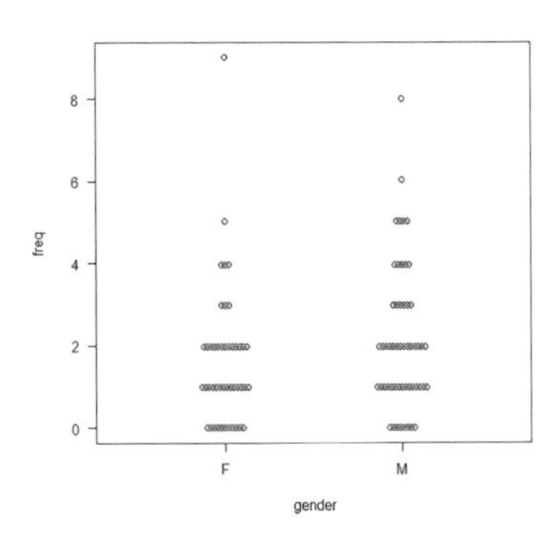

[統計解析] → [ノンパラメトリック検定] → [2群間の比較 (Mann-Whitney U検定)]

	最小	25%	メディアン	75%	最大	P値
gender=F	0	1	1	2	9	0.102
gender=M	0	1	2	3		

3) freq vs treatment

[グラフと表] → [ドットチャート]

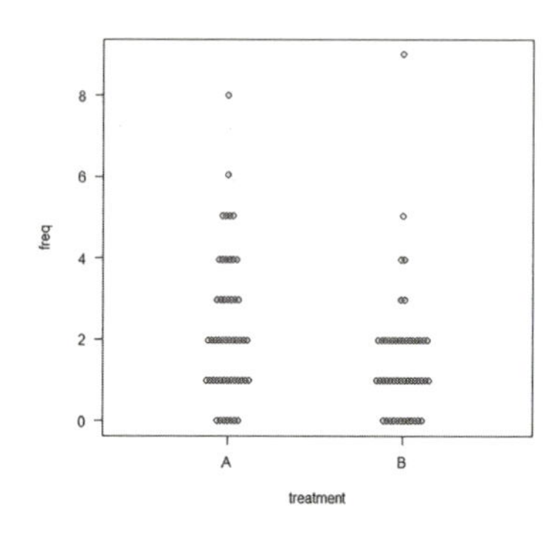

[統計解析] → [ノンパラメトリック検定] → [2群間の比較 (Mann-Whitney U検定)]

	最小	25%	メディアン	75%	最大	P値
treatment=A	0	1	2	3	8	0.0137
treatment=B	0	1	1	2	9	

単変量解析の結果，説明変数としてtreatmentのみが有意であり，治療法Bは治療法Aより発作回数が有意に少ないという結果ですが，多変量解析により，age，およびgenderによるfreqの変動の影響を取り除いた解析結果を見てみましょう．

▶ 多変量解析

[標準メニュー] → [統計量] → [モデルへの適合] → [一般化線形モデル]

ダイアログボックスで，［変数］の中から，左辺に freq，右辺に age，gender および treatment，リンク関数族は poisson，リンク関数は log

```
Call:
glm(formula=freq~age+gender+treatment, family=poisson(log), data=data_x)
    ........................................................................ (a)
Deviance Residuals:
      Min            1Q        Median          3Q          Max
   -2.1969      -0.8692       -0.1889      0.5118       4.0203
Coefficients:  ......................................................... (b)
                    Estimate    Std. Error     z value    Pr(>|z|)
     (Intercept)   -0.019258      0.334964      -0.057    0.95415***
             age    0.012575      0.005577       2.255    0.02414*
     gender[T.M]    0.208546      0.151638       1.375    0.16904
  treatment[T.B]   -0.432675      0.149024      -2.903    0.00369**

---
Signif. codes:   0 '***' 0.001 '**' 0.01 '*' 0.05 '.' 0.1 ' ' 1
(Dispersion parameter for poisson family taken to be 1)     .............. (c)
Null deviance: 153.8 on 99 degrees of freedom      ....................... (d)
Residual deviance: 137.4 on 96 degrees of freedom
AIC: 356.08
Number of Fisher Scoring iterations: 5
>exp(coef(GLM.1))   # Exponentiated coefficients    ...................... (e)
(Intercept)          age         gender[T.M]      treatment[T.B]
0.9809263        1.0126542         1.2318855           0.6487716
```

(a) glm( ) の引数は，モデル，確率分布：ポアソン分布（poisson），リンク関数：対数（log），およびデータセット名

(b) パラメータ推定値（Estimate）とその検定

・切片（Intercept）：　age が 0 歳，gender が女性（F），treatment が治療法 A の freq の対数の平均値は－0.019258

・age：　gender および treatment の変動の影響を取り除くと，age が 1 歳増えるごとに，freq の対数の平均値が 0.012575 増加する

・gender［T.M］：　age および treatment の変動の影響を取り除くと，男性は女性より freq の対数の平均値が 0.208546 高い

・treatment［T.B］：　age および gender の変動の影響を取り除くと，治療法 B は治療法 A より freq の対数の平均値が 0.432675 低い
（☞ 解析のまとめ）

(c) 目的変数がポアソン分布に従っていると仮定する場合は，散らばりのパラメータ（dispersion parameter）を 1 と指定します．

(d) モデルの比較：

Null deviance（対照：切片のみのモデルのデビアンス）：　153.8 に比べて Residual deviance（当てはめたモデルのデビアンス）：　137.4 の方が小さいので当てはまりがよいと言えます．

(e) EZR ではスクリプト，exp(coef( )) が付け加えられ，説明変数ごとに指数変換された値が計算されています．

・切片（Intercept）：　$e^{-0.019}$：発作回数は 0.9809263 回

・age：　$e^{0.013} = 1.0126542.$　1 歳増えるごとに，発作回数は 1.012 倍になる

・gender［T.M］：　$e^{0.209} =$ 男性は女性の発作回数の 1.232 倍になる

・treatment［T.B］：　$e^{-0.432} =$ 治療法 B は治療法 A の発作回数の 0.649 倍になる （☞ 解析のまとめ）

▶ サンプルごとの予測値の求め方

発作回数 : freq，対数発作回数，log（freq）

サンプルごとの log（freq）$= \beta_0 + \beta_1 \times \text{age} + \beta_2 \times \text{gender} + \beta_3 \times \text{treatment}$

$= -0.019258 + 0.012575 \times \text{age} + 0.208546 \times \text{gender} - 0.432675 \times \text{treatment}$

サンプルごとの freq $= e^{(-0.019258 + 0.012575 \times \text{age} + 0.208546 \times \text{gender} - 0.432675 \times \text{treatment})}$

例）ID 1 のデータは，　freq: 1, age: 61, gender: M（1）, treatment: A（0）

log（freq）の予測値 $= -0.019258 + 0.012575 \times 61 + 0.208546 \times 1 - 0.432675 \times 0$

$= 0.956363$

freq の予測値 $= e^{0.956363}$

$= 2.602$（回）

EZR によりサンプルごとの予測値を求め，ファイルに保存するには，[標準メニュー] → [モデル] → [計算結果をデータとして保存]．[予測値] にチェック．

このメニューにより，freq の予測値が出力されます．R 関数の predict(モデル名，type="response") に対応しています．

解析のまとめ

一般化線形モデル，log freq $= \beta_0 + \beta_1 \times$ age $+ \beta_2 \times$ gender $+ \beta_3 \times$ treatment により，以下の結果を得た．

治療法 B は治療法 A より発作回数 freq を有意に減少させ，0.649 倍になる（p＝0.004）．また，年齢が高いほど freq が有意に増加する（p＝0.024）．

結論：「治療法 B は治療法 A より疾患 X の症状を改善する．年齢が高いほど発作回数が多い」

8.4.2　3値以上のカテゴリデータ：　多項分布

疾患Xの重症度の評価スコアscoreを，それぞれのスコアになる確率πのロジットに変換して目的変数とするモデルを構築してみましょう．

データ解析計画

「疾患Xの治療法Aと治療法Bの重症度評価スコアに対する効果」

解析手法：　累積ロジットモデル注，

確率分布：多項分布（multinomial），　関数：累積ロジット（cumlogit）

$$\log \frac{\pi\ (y \leq j)}{1-\pi\ (y \leq j)} = \beta_0 + \beta_1 \times \text{age} + \beta_2 \times \text{gender} + \beta_3 \times \text{treatment}$$

$(j = 1, 2, 3, 4)$

▶　累積ロジットモデルとは

治療法Aと治療法Bの5段階の重症度評価スコア（1が最良，5が最悪）を比較するには，scoreが1を参照カテゴリとして，1 vs 2 + 3 + 4 + 5，1 + 2 vs 3 + 4 + 5，1 + 2 + 3 vs 4 + 5，1 + 2 + 3 + 4 vs 5という4通りの2項ロジスティック回帰分析を行った形をとる累積ロジットモデル（cumulative logit model）を用います．

目的変数のどのカテゴリ間移行（1→2，2→3，3→4，4→5）においても回帰係数は変化しないという平行性の仮定（parallel regression assumption）がなされているため比例オッズモデル（proportional odds model）とも呼ばれます．説明変数1つに対してパラメータ推定値は1つだけですが，切片のパラメータは4つ（スコアの段階数－1）出力されます．

（参考文献19）

注：SASやSPSSなどの汎用統計パッケージでは，3値以上のカテゴリデータを扱う多項ロジスティック回帰分析は一般化線形モデル（GLM）に含まれているが，EZRでは［順序ロジットモデル］として単独で搭載されている．

▶　単変量解析

評価スコア score と個々の説明変数の関係は，散布図（または，ドットチャート）を用いて検討することができます．2 変量間の関係を定量的に調べるには，説明変数が 2 値のカテゴリデータの場合は群間で，連続量データの場合は，例えば，中央値で低値群（young）と高値群（old）に分けて，score の中央値を比較します．

1）　score vs age

［グラフと表］→［散布図］

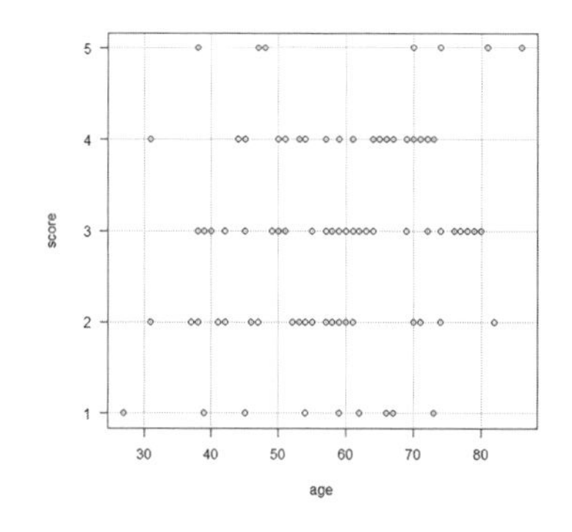

［グラフと表］→［箱ひげ図］

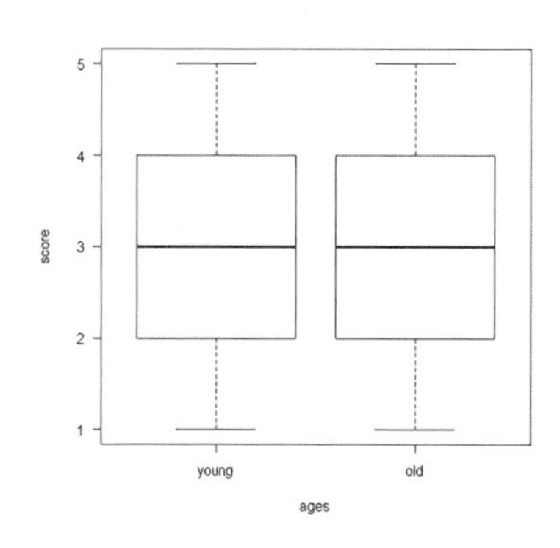

[統計解析] → [ノンパラメトリック検定] → [2 群間の比較 (Mann-Whitney U 検定)]

	最小	25%	メディアン	75%	最大	P 値
age2=young	1	2	3	4	5	0.584
age2=old	1	2	3	4	5	

2) score vs gender

[グラフと表] → [ドットチャート]

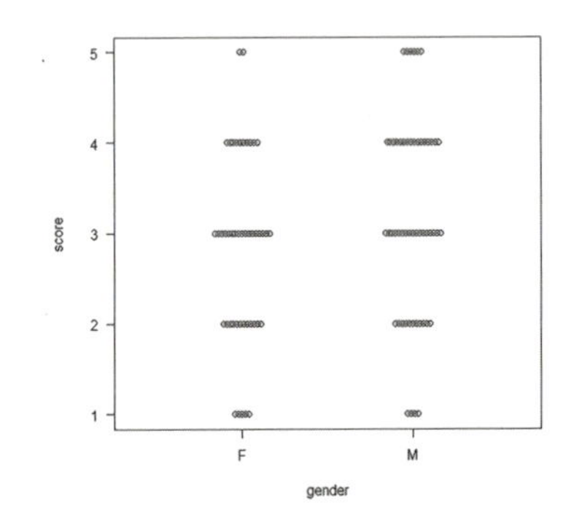

[統計解析] → [ノンパラメトリック検定] → [2 群間の比較 (Mann-Whitney U 検定)]

	最小	25%	メディアン	5%	最大	P 値
gender=F	1	2	3	3.75	5	0.121
gender=M	1	2	3	4.00	5	

3）　score vs treatment

［グラフと表］→［ドットチャート］

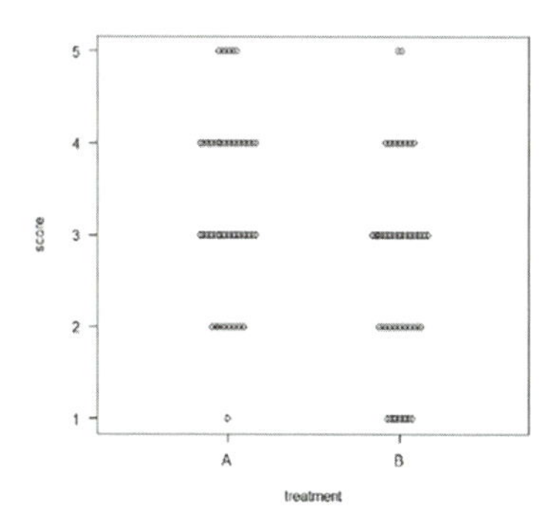

［統計解析］→［ノンパラメトリック検定］→［2 群間の比較（Mann-Whitney U 検定）］

	最小	25%	メディアン	75%	最大	P 値
treatment=A	1	3	3	4	5	0.00329
treatment=B	1	2	3	3	5	

単変量解析の結果，説明変数として treatment のみが有意であり，治療法 B は治療法 A より評価スコアが有意に低いという結果ですが，多変量解析により，age，および gender による score の変動の影響を取り除いた解析結果を見てみましょう．

▶　多変量解析

EZR の［順序ロジットモデル］のメニューでは数値データは目的変数とすることができないので，まず，score の属性を変更しておきます．

［標準メニュー］→［データ］→［アクティブデータセット内の変数の管理］→［数値変数を因子に変換］，因子に変換した後の変数名 scoref を付ける．

EZR で累積ロジットモデルによる解析を行うには［順序回帰モデル］を用い

ます[注].

［標準メニュー］→［統計量］→［モデルへの適合］→［順序回帰モデル］

ダイアログボックスで，［変数］の中から，左辺に scoref，右辺に age，gender および treatment モデルのタイプは［比例オッズロジット］を選択

```
Call:
polr(formula=scoref~age+gender+treatment, data=data_x, Hess=TRUE,
method="logistic")  ……………………………………………………… (a)
Coefficients:  ………………………………………………………………… (b)
                          Value      Std. Error       t value
age                     0.01759       0.01463          1.202
gender[T.M]             0.61768       0.38768          1.593
treatment[T.B]          1.23494       0.38191         -3.234
Intercepts:  …………………………………………………………………… (c)
                  Value      Std. Error       t value
1|2             -1.7660         0.8665        -2.0382
2|3             -0.0833         0.8345        -0.0999
3|4              1.4818         0.8474         1.7486
4|5              3.4009         0.9135         3.7231
Residual Deviance: 280.3071
AIC: 294.3071
```

(a)　polr( ) は順序回帰モデルの解析を行う関数．引数はモデル，データセット名および，モデルのタイプ)

(b)　各パラメータの推定値（Value），その標準誤差（Std. Error）と Wald 統計量（t 値）までは出力されますが，p 値は得られません．パラメータ推定値は 2 項ロジスティック回帰分析と同様，オッズ比に変換します．

・age のオッズ比は，$e^{0.01759}=1.0178$．年齢が 1 歳上がるごとに，1→2，あるいは 2→3，3→4，4→5 が起きるオッズが 1.0178 倍になる（年齢

注：順序がない 3 値以上のカテゴリデータの場合は［多項ロジットモデル］を用いる．

が高い方がスコアが高くなる）ことを意味している

・gender のオッズ比は，$e^{0.61768}=1.8547$．これは，男性の方が女性より，1 → 2，あるいは 2 → 3，3 → 4，4 → 5 が起きるオッズが 1.8547 倍になる（男性の方がスコアが高くなる）ことを意味している

・treatment のオッズ比は，$e^{-1.23494}=0.2909$．これは，治療法 B の方が治療法 A より 1 → 2，あるいは 2 → 3，3 → 4，4 → 5 が起きるオッズが 0.2909 倍になる（治療法 B の方がスコアが低くなる）ことを意味している（☞ 解析のまとめ）

（c）score が 1 を参照カテゴリとして，1 vs 2 + 3 + 4 + 5，1 + 2 を参照カテゴリとして，1 + 2 vs 3 + 4 + 5 …と，4 通りの 2 項ロジスティック回帰分析を行った切片のパラメータ．

▶　サンプルごとの予測値の求め方

（2 + 3 + 4 + 5）になる確率に対して，（1）になる確率を π_1 とする．

対数オッズの予測値は，切片（1|2）を用いて，

$$\text{サンプルごとの} \log\frac{\pi_1}{1-\pi_1}=\beta_0-(\beta_1\times\text{age}+\beta_2\times\text{gender}+\beta_3\times\text{treatment})$$

$$=-1.7660-(0.01759\times\text{age}+0.61768\times\text{gender}-1.23494\times\text{treatment})$$

score の値が 1 となる確率，π_1 を求めるには，

$$\pi_1=\frac{e^{(\beta_0-(\beta_1\times\text{age}+\beta_2\times\text{gender}+\beta_3\times\text{treatment}))}}{1+e^{(\beta_0-(\beta_1\times\text{age}+\beta_2\times\text{gender}+\beta_3\times\text{treatment}))}}$$

$$=\frac{e^{(-1.7660-(0.01759\times\text{age}+0.61768\times\text{gender}-1.23494\times\text{treatment}))}}{1+e^{(-1.7660-(0.01759\times\text{age}+0.61768\times\text{gender}-1.23494\times\text{treatment}))}}$$

（3 + 4 + 5）を基準として，（1 + 2）になる確率を π_2 とする．

対数オッズ，$\log\frac{\pi}{1-\pi}$ の予測値は，切片（2|3）を用いて，同様にサンプルごとの $\log\frac{\pi_2}{1-\pi_2}$ を求め，π_2 を求める．

scoreの値が2となる確率は，$\pi_2 - \pi_1$

同様に，

$(1+2+3)$ vs $(4+5)$ からπ_3

$(1+2+3+4)$ vs 5 からπ_4

1からπ_1～π_4を引くことによりπ_5の予測値を求め，scoreの値が3，4および5となる確率を計算する．

例）ID 1のデータは，score: 3，age: 61，gender: M (1)，treatment: A (0)

1 vs $(2+3+4+5)$ の $\log\frac{\pi}{1-\pi}$ の予測値

$$= -1.7660 - (0.01759 \times 61 + 0.61768 \times 1 - 1.23494 \times 0)$$

$$= -3.4573$$

$$\pi_1 \text{の予測値} = \frac{e^{-3.4573}}{1+e^{-3.4573}}$$

$$= 0.0305519$$

この値がscoreの値が1となる確率である．

$(1+2)$ vs $(3+4+5)$ の $\log\frac{\pi}{1-\pi}$ の予測値

$$= -0.0833 - (0.01759 \times 61 + 0.61768 \times 1 - 1.23494 \times 0)$$

$$= -1.7746$$

$$\pi_2 \text{の予測値} = \frac{e^{-1.7746}}{1+e^{-1.7746}}$$

$$= 0.1449712$$

scoreの値が2となる確率は，$0.1449712 - 0.0305519 = 0.1144$，同様に，

scoreの値が3となる確率は，0.3029183

scoreの値が4となる確率は，0.39889817

scoreの値が5となる確率は，0.15313816

もっとも確率の大きい4がscoreの値が予測値となる[注].

解析のまとめ

累積ロジットモデル，$\log \dfrac{\pi\ (y \leq j)}{1-\pi\ (y \leq j)} = \beta_0 + \beta_1 \times age + \beta_2 \times gender + \beta_3 \times treatment$　(j ＝1, 2, 3, 4)，により，以下の結果を得た.

治療法 B は治療法 A より評価スコア score を低下させる.

結論：「(score の値が低いほど症状が軽いので）治療法 B は治療法 A より疾患 X の症状を改善する」

注：[順序ロジットモデル］のメニューにはサンプルごとの予測値を求め，ファイルに保存する機能はない．R 関数の predict（モデル名）を用いると，score の値の予測値，predict（モデル名 , type＝″prob″）を用いると，score の値が 1 ～ 5 となる確率が得られる.

9
反復測定データの解析

推測統計ではデータの独立性（independence），すなわち，データは他の個体とは無関係にランダムに選ばれたサンプルから得ていることを前提としています．独立性の前提が満たされていないと深刻な統計学的問題を引き起こすため，回帰分析ではパラメータの推定値やp値が信用できなくなります．

リアルワールドデータ（RWD）では同一患者からデータが複数回測定されていることが少なくありません．同一患者から得られたデータ同士はよく似ています．一方のデータから他方のデータの値を予測しやすいため独立したデータとは言えません．個々の患者から時間的，あるいは空間的に反復測定されたデータだけでなく，多国籍あるいは多施設での共同研究などで，同じ国や同じ施設のデータ同士は相関が強いためデータの独立性が問題となります．

本章と次章では，すべての統計量の基本となる独立性の前提が満たされていないデータの解析を行います．

（参考文献6）

▶　反復測定データセット

同一サンプルから複数回測定されたデータの代表例と言えるデザインが経時的反復測定です．

本章では，正規分布に従う連続量データが同一サンプルから複数回とられている数値例として，目的変数である臨床検査値 cont が 4 回測定されているデータセットを使用します．これまで用いたデータセット data_x と同様，研究目的とする変数は治療法 treatment，疾患 X の治療に影響を与えると思われる背景因子は年齢 age と性別 gender です．

反復測定データを含むデータセットは，各サンプルのデータを，すべて 1 行に並べる方法と，測定時点ごとに分けて複数行とする方法があります．本節以降，前者を横長データセット data_x_wide，後者を縦長データセット data_x_long と呼び，解析手法に合わせて使い分けます．

1） 横長データセット data_x_wide

臨床検査値には，測定時点ごとに，治療前：cont0d，治療 1 日後：cont1d，3 日後：cont3d，7 日後：cont7d と変数名をつけます．

	背景因子		研究目的とする因子	アウトカム（反復測定データ）			
	年齢 （連続量）	性別 （2値カテゴリ）	治療法 （3 値カテゴリ）	検査値 治療前 （連続量）	検査値 治療 1 日後 （連続量）	検査値 治療 3 日後 （連続量）	検査値 治療 7 日後 （連続量）
ID	age	gender	treatment	cont0d	cont1d	cont3d	cont7d
1	61	M	A	165	150	134	113
2	51	F	A	83	98	112	142
3	53	M	A	151	123	94	82
4	53	M	A	145	149	152	160
5	45	M	A	226	198	171	142

2） 縦長データセット data_x_long

治療後の経過時間を表す新たな変数，time を導入し，治療前：0，治療 1 日後：1，治療 3 日後：3，および，治療 7 日後：7 と，治療開始からの経過日数を表す数値で入力します．次節で示すように，time は因子として扱うこともできます．その場合，time の数値は順序のみの情報を持つ順序カテゴリデータです．

識別番号 ID はデータとサンプルを結びつける変数として利用します．ID が同じ 4 行は同一サンプルからのものであることを示しています．他の変数は行数分，繰り返して入力します．

	背景因子		研究目的とする因子		アウトカム（反復測定データ）
	年齢（連続量）	性別（2値カテゴリ）	治療法（2値カテゴリ）	測定時点（連続量）	臨床検査値（連続量）
ID	age	gender	treatment	time	cont
1	61	M	A	0	165
1	61	M	A	1	150
1	61	M	A	3	134
1	61	M	A	7	113
2	51	F	A	0	83
2	51	F	A	1	98
2	51	F	A	3	112
2	51	F	A	7	142
3	53	M	A	0	151
3	53	M	A	1	123
3	53	M	A	3	94
3	53	M	A	7	82
4	53	M	A	0	145
4	53	M	A	1	149
4	53	M	A	3	152
4	53	M	A	7	160
5	45	M	A	0	226
5	45	M	A	1	198
5	45	M	A	3	171
5	45	M	A	7	142

9.1 反復測定分散分析による解析

ランダム化比較試験（randomized controlled trial, RCT）の場合，理論上，群間で背景因子には偏りがないと考えられるので，通常は交絡因子の調整を必要としません．

RCTでは同一サンプルから3回以上繰り返して連続量データを得た場合，データの非独立性に対処できる手法として，反復測定分散分析（repeated measures analysis of variance）がよく利用されています．本法では，まず，同一サンプル内のどの時点で測定されたデータの間にも同じ強さの相関（correlation）があり，かつ分散が等しいかどうかを検定します．これを球面性（sphericity）の仮定と呼びます．この仮定が成り立たない場合には，群間の有意差が出にくくなる方向へ自由度（degree of freedom）を補正するという方法でデータの相関に対処した検定が行われます．

（参考文献6, 8, 15）

▶ 交互作用を含むモデル

経時的に測定された検査値を指標として治療法の比較をする研究では，治療前にはほぼ同じ値であった検査値が，治療後には群間差が出ていることを示す必要があります．治療法Aと治療法Bのcontに対する効果に差があるならば，ほぼ同じ値から出発して，治療開始後，だんだん治療法間の差が開き，測定時点ごとにcontとtreatmentの関係が変化することが予想されます．

反復測定分散分析では，自動的に，測定時点を表すカテゴリ変数，timeが生成され，treatmentとtime，それぞれの単独効果を表す主作用（main effect）に加えて，treatmentとtimeの交互作用（interaction effect）を含んだモデルが構築されます．

反復測定データに限らず，目的変数に対する複数の説明変数の影響が，加算的と仮定した時よりも大きい場合，あるいは小さい場合には交互作用があると考えられます．交互作用は説明変数同士を結合した形でモデルに組み入れます．実際の数値計算は変数同士の掛け算です．

一般的な統計ソフトでは，反復測定要因である time を群内，あるいは被験者内（within subject）の要因，反復測定ではない要因，treatment を群間，あるいは被験者間（between subject）の要因と呼びます．

（参考文献 15）

データ解析計画

「疾患 X の治療法 A と治療法 B の臨床検査値 cont の経時的変化に対する効果」

解析手法：　反復測定分散分析

$cont = \beta_0 + \beta_1 \times treatment + \beta_2 \times time + \beta_3 \times time \times treatment$ 注

本節では，横長データセット data_x_wide を利用します．age と gender はモデルには含めません．

▶ 測定時点間の相関行列と散布図行列

cont0d，cont1d，cont3d，および，cont7d の測定時点間の相関を，相関行列や散布図行列によって確認することができます．

［標準メニュー］→［統計量］→［要約］→［相関行列］

```
            cont0d     cont1d     cont3d     cont7d
cont0d   1.0000000  0.9120936  0.5592756  0.1236421
cont1d   0.9120936  1.0000000  0.8340546  0.4650577
cont3d   0.5592756  0.8340546  1.0000000  0.8245677
cont7d   0.1236421  0.4650577  0.8245677  1.0000000
```

注：臨床検査値 cont は 4 水準（cont0d，cont1d，cont3d，cont7d）に分割．反復測定分散分析ではモデルをこのような形式で表現することはないが，他のモデルと比較しやすくするため共通の形式を用いた．

［グラフと表］→［散布図行列］

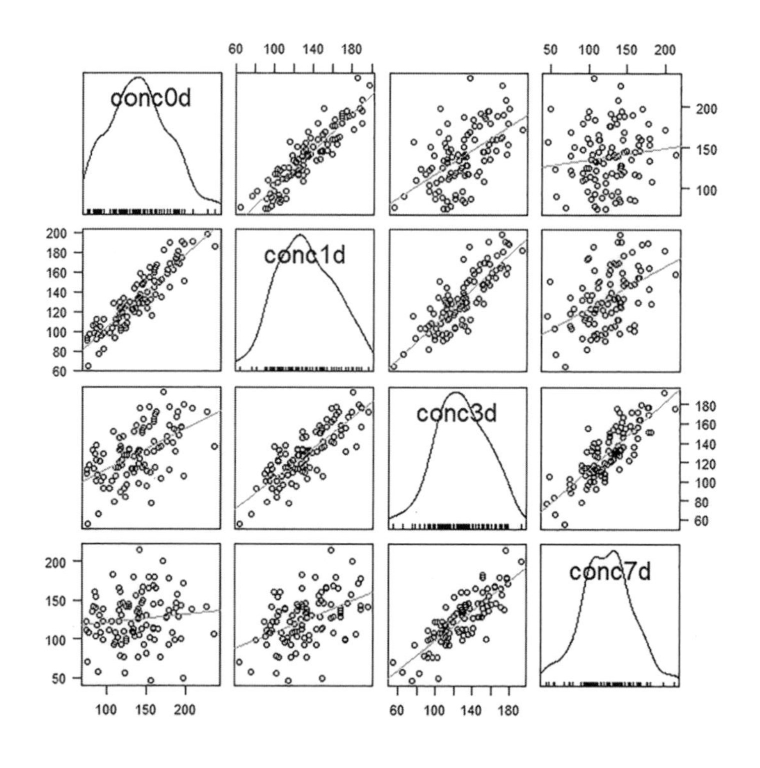

測定時点が近いほどデータ同士が強く相関している傾向が見られます．

▶ サンプルごとの経時的変化パターン

サンプルごとの経時的な変化をグラフに描くことにより，変化パターンの個体差を視覚化することができます．

［グラフと表］→［反復測定データの折れ線グラフ］

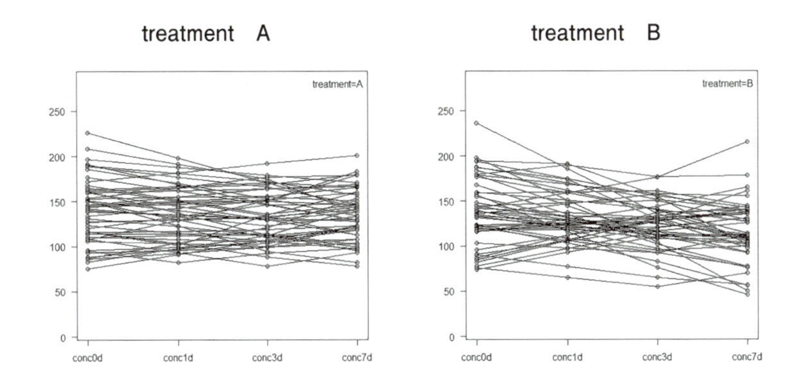

治療法A群，B群ともに，contが比較的単調（直線的）に経時的変化をしているようです．サンプルによって直線の傾きが異なり，低下するだけでなく上昇するサンプルもあることが読み取れます．

▶ 反復測定分散分析の実行と出力の読み方

［統計解析］→［連続変数の解析］→［対応のある2群以上の間の平均値の比較（反復［経時］測定分散分析）］
ダイアログボックスで，［反復測定したデータを示す変数］の中からcont0d，cont1d，cont3d，cont7d，［類別する変数］としてtreatmentを選択．

```
Univariate Type III Repeated-Measures ANOVA Assuming Sphericity注  ...... (a)
                              SS num Df Error SS  den Df          F    Pr(>F)
(Intercept)              6922504      1   263764      98  2572.0166  <2.2e-16***
Factor1.treatment           7727      1   263764      98     2.8707  0.093379.
Time                       10426      3   115535     294     8.8436 1.247e-05***
Factor1.treatment:Time      4827      3   115535     294     4.0947  0.007198**
```

注：偏差平方和（SS），分子の自由度（num Df），誤差の偏差平方和（Error SS），分母の自由度（den Df），F値（F），P値（Pr（> F）），分散分析表によるp値の算出方法（☞付録2．線形モデルの分散分析表）

```
---
Signif. codes:   0 '***' 0.001 '**' 0.01 '*' 0.05 '.' 0.1 ' ' 1
Mauchly Tests for Sphericity  ………………………………………………… (b)
                          Test statistic         p-value
Time                           0.0086287      5.2178e-97
Factor1. treatment: Time       0.0086287      5.2178e-97
Greenhouse-Geisser and Huynh-Feldt Corrections for Departure from Sphericity
    ……………………………………………………………………………………………… (c)
                                  GG eps     Pr(>F[GG])
Time                             0.37172      0.002655**
Factor1. treatment: Time         0.37172      0.041190*
---
Signif. codes:   0 '***' 0.001 '**' 0.01 '*' 0.05 '.' 0.1 ' ' 1
                                  HF eps     Pr(>F[HF])
Time                            0.372956    0.002627085
Factor1. treatment: Time        0.372956    0.041050283
```

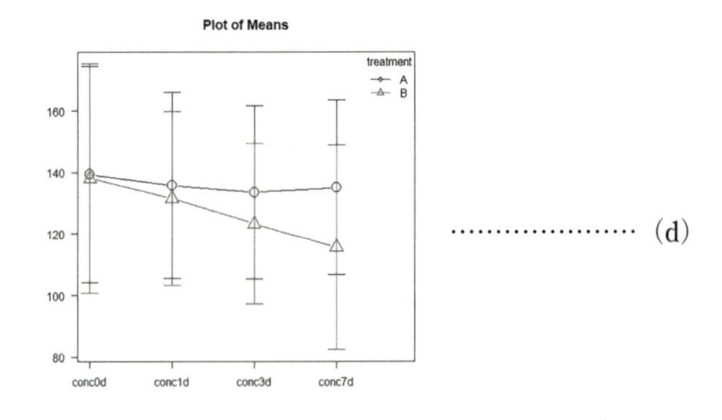

(a) 分散分析表：

1 行目：　切片

2 行目：　treatment の主作用

3 行目：　time の主作用

4 行目：　treatment と time の交互作用

経時的測定データを指標として治療法の比較をする研究では，まず交互作用項に注目します．交互作用項が有意なので（p＝0.007198），主作用は読みません．

treatment の主作用のみが有意な場合は，治療前値も群間で差があった可能性があります．time の主作用のみが有意な場合は治療群間の差はなく，どちらも同じ経時的に変化をすると考えられます．

(b) モクリーの球面性の検定（Mauchly test for sphericity）： 球面性の仮定が成り立つ時には検定統計量（Test statistic）が 1 に近い値となりますが，ずれが大きいと値が小さくなります．検定は有意であり（p＝5.2178^{-97}），球面性が満たされていないと考えられます．したがって，自由度の補正が必要です（群間要因である treatment の自由度の補正は不要）．

(c) Greenhouse-Geisser（GG）法および Huynh-Feldt（HF）法によるイプシロン（epsilon）の値は球面性の仮定からのずれの大きさを表します．それぞれ，GG eps ＝0.37172 および HF eps ＝0.372956 であり，この値を用いて，補正した交互作用項も有意です（いずれも p＝0.041）．（☞ 解析のまとめ）

(d) 治療群ごとの cont の平均値の経時的変化が折れ線グラフで描かれています．

解析のまとめ

測定時点 time を群内要因，治療法 treatment を群間要因とする反復測定分散分析により，以下の結果を得た．

治療法と測定時点の交互作用項が有意であり（p＝0.041，Greenhouse-Geisser 法による補正後），治療法 B は治療法 A より臨床検査値 cont の経時的低下の程度が大きい．

結論：「(cont の値が低いほど症状が軽いので）治療法 B は治療法 A より疾患 X の症状を改善する」

モデルの課題

反復測定分散分析による解析では，背景因子による交絡の調整がなされていません．反復測定分散分析は治療群間で背景因子の偏りがないランダム化比較試験（RCT）に適した解析法であり，データベース研究で用いることはできません．

9.2 線形モデルによる解析

線形モデル（LM）では交絡因子を調整することはできますが，データの非独立性（データ同士の相関）に対処する機能がありません．4つのcontは同一サンプルではなく，治療前，治療1日後，3日後，あるいは，7日後のいずれかの測定時点で，1回だけcontを測定された別々のサンプルからの独立したデータであると仮定して解析することになります．したがって，サンプル数は400です．

LMで反復測定分散分析と同様の解析を行うには，治療法treatmentと測定時点timeの交互作用を含むモデルを明示的に構築しておく必要があります．

LMでは縦長データセットdata_x_longを用います．

データ解析計画

「疾患Xの治療法Aと治療法Bの臨床検査値contの経時的変化に対する効果」

解析手法：　線形モデル

$$cont=\beta_0+\beta_1\times age+\beta_2\times gender+\beta_3\times time+\beta_4\times time\times treatment$$

9.2.1 測定時点を因子として解析

LMで反復測定分散分析と同様の解析を行うには，まず，測定時点timeを因子に変換した新しい変数timefを作ります．

［標準メニュー］→［データ］→［アクティブデータセット内の変数の管理］→［数値変数を因子に変換］，因子に変換した後の変数名timefを付ける．

［標準メニュー］→［統計量］→［モデルへの適合］→［線形モデル］

ダイアログボックスで，［変数］の中から，左辺に cont，右辺に age，gender，timef および treatment：timef.

```
Call:
lm(formula=cont~age+gender+timef+timef:treatment, data=data_x_long)
      ............................................................ (a)
Residuals:
       Min          1Q      Median          3Q         Max
   -71.447     -20.204      -0.842      20.159     104.088
Coefficients:  ................................................. (b)
                            Estimate  Std. Error  t value    Pr(>|t|)
(Intercept)                137.99595     7.85194   17.575    <2e-16***
age                         -0.04331     0.11844   -0.366     0.71483
gender[T.M]                  7.32099     3.17350    2.307     0.02158*
timef[T.1]                  -3.64706     6.13394   -0.595     0.55248
timef[T.3]                  -5.86275     6.13394   -0.956     0.33977
timef[T.7]                  -4.31373     6.13394   -0.703     0.48232
timef0:treatment[T.B]       -1.43034     6.19822   -0.231     0.81762
timef1:treatment[T.B]       -4.25267     6.19822   -0.686     0.49305
timef3:treatment[T.B]      -10.32270     6.19822   -1.665     0.09663
timef7:treatment[T.B]      -19.56560     6.19822   -3.157     0.00172**
---
Signif. codes:   0 '***' 0.001 '**' 0.01 '*' 0.05 '.' 0.1 ' ' 1
Residual standard error: 30.97 on 390 degrees of freedom
Multiple R-squared: 0.06924, Adjusted R-squared: 0.04776
F-statistic: 3.223 on 9 and 390 DF, p-value: 0.0008726
```

(a)　lm( ) の引数は，モデル[注]，および，データセット名.

(b)　パラメータ推定値（Estimate）とその検定.

・切片（Intercept）：　age が 0 歳，gender が女性（F），treatment が治療法 A，測定時点 timef が 0 の場合の cont の平均値.

注：timef はカテゴリ変数，treatment：timef は treatment と timef の交互作用項を表す.

・age：　gender，treatment および timef の変動の影響を取り除くと，age が 1 歳増えるごとに，cont の平均値が 0.04331 単位低下する．

・gender［T.M］：　age，treatment および timef の変動の影響を取り除くと，男性は女性より cont の平均値が 7.32099 単位高い．
（☞ 解析のまとめ）

・timef［T.1］～［T.7］：　age および gender の変動の影響を取り除くと，治療法 A における治療 1 日後，3 日後，7 日後の cont の平均値は治療前の cont の平均値よりそれぞれ 3.6471, 5.8627, 4.3137 単位低い．

・timef0：treatment［T.B］～ timef7：treatment［T.B］：　age および gender の変動の影響を取り除くと，治療法 B における治療前の cont の平均値は，治療法 A における治療前の cont の平均値より 1.4303 単位低い．同様に，治療法 B における治療 1 日後，3 日後，7 日後の cont の平均値は，治療法 A における治療 1 日後，3 日後，7 日後の cont の平均値より，それぞれ 4.2527, 10.3227, 19.5656 単位低い．（☞ 解析のまとめ）

解析のまとめ

線形モデル，cont $= \beta_0 + \beta_1 \times$ age $+ \beta_2 \times$ gender $+ \beta_3 \times$ time $+ \beta_4 \times$ time $\times$ treatment により，以下の結果を得た．

臨床検査値 cont は，治療 7 日後の治療法と測定時点の交互作用が有意であり（p＝0.00172），治療法 B は治療法 A より cont の平均値が高い．男性は女性より有意に高い（p＝0.0215）．

結論：「(cont の値が低いほど症状が軽いので) 治療 7 日後，治療法 B は治療法 A より疾患 X の症状を改善する．男性は女性より症状が重い」

モデルの課題

LM では反復測定データ間の相関の補正が行われていないため，治療群間の差が過大評価されている可能性があります．また，測定時点を因子として解析すると，2 つの治療法で 4 つの測定時点（2 × 4），それぞれのパラメータを推定することになり，「治療法 B は治療法 A より疾患 X の症状を改善する」という包括的な結論を引き出しにくくなります.

9.2.2　測定時点を数値として解析

サンプルごとのグラフから，contの経時的変化は直線的であるように見えます（☞9.1　反復測定分散分析による解析）．反復測定データの変化パターンの情報を利用することで，できるだけパラメータ数が少ない単純なモデルを構築することができます.

次は，測定時点timeを数値データのまま説明変数として読み込み，交互作用を含む回帰モデルを構築してみましょう.

［標準メニュー］→［統計量］→［モデルへの適合］→［線形モデル］
ダイアログボックスで，［変数］の中から，左辺にcont，右辺にgender，age，timeおよびtreatment：time.

```
Call:
lm(formula=cont~age+gender+time+treatment:time, data=data_x_long)
    ............................................................ (a)
Residuals:
Min          1Q       Median       3Q        Max
-74.908     -19.599   -0.974      21.076    105.829
Coefficients:  ............................................. (b)
                      Estimate  Std. Error  t value   Pr(>|t|)
(Intercept)          135.04368    6.95054    19.429    <2e-16***
age                   -0.04483    0.11789    -0.380   0.703949
gender[T.M]            7.31039    3.16037     2.313   0.021228*
time                  -0.30424    0.69725    -0.436   0.662830
time:treatment[T.B]   -2.91789    0.80390    -3.630   0.000321***
---
Signif. codes:   0 '***' 0.001 '**' 0.01 '*' 0.05 '.' 0.1 ' ' 1
Residual standard error: 30.85 on 395 degrees of freedom
Multiple R-squared: 0.06502, Adjusted R-squared: 0.05555
F-statistic: 6.867 on 4 and 395 DF, p-value: 2.37e-05
```

(a) lm( ) の引数は，モデル，および，データセット名.

(b) パラメータ推定値（Estimate）とその検定

- 切片（Intercept）： age が 0 歳，gender が女性（F），treatment が治療法 A，測定時点 time が 0 の場合の cont の平均値.
- age： gender，treatment および time の変動の影響を取り除くと，age が 1 歳増えるごとに，cont の平均値が 0.04483 単位低下する.
  （☞ 解析のまとめ）
- gender［T.M］： age，treatment および time の変動の影響を取り除くと，男性は女性より cont の平均値が 7.31039 単位高い.
- time： age および gender の変動の影響を取り除くと，治療法 A において，time が 1 日増えるごとに cont の平均値が 0.30424 単位低下する.
- time : treatment［T.B］： age および gender の変動の影響を取り除くと，治療法 B において，time が 1 日増えるごとに cont の平均値が，治療法 A における cont の平均値よりさらに 2.91789 単位低下する.
  （☞ 解析のまとめ）

解析のまとめ

線形モデル，cont $= \beta_0 + \beta_1 \times$ age $+ \beta_2 \times$ gender $+ \beta_3 \times$ time $+ \beta_4 \times$ time $\times$ treatment により，以下の結果を得た.

臨床検査値 cont の経時的な低下の程度は，治療法 B の方が治療法 A より有意に大きい（治療法と測定時点の交互作用：$p=0.000321$）. 男性は女性より cont の平均値が有意に高い（$p=0.021$）.

結論：「(cont の値が低いほど症状が軽いので）治療法 B は治療法 A より疾患 X の症状を改善する．男性は女性より症状が重い」

モデルの課題

cont の経時的変化は直線的であるという視覚的情報を利用することにより，治療法 B は治療法 A より疾患 X の症状を改善するという包括的な結論を引き出すことができますが，測定時点 time を因子として扱う場合と同様，反復測定データ間の相関の補正が行われていないため，治療群間の差が過大評価されている可能性があります．

10
一歩進んだ解析

前章までの臨床検査値 cont の反復測定データの解析方法の課題をまとめると,

- 反復測定分散分析：　同一サンプルから得たデータ間の相関に対処できるが，交絡因子の調整ができない.
- 線形モデル（LM）：　多変量解析による交絡因子の調整はできるが，同一サンプルから得たデータ間の相関に対処できない.

本章では，両者の弱点を補うことができる解析方法として混合効果モデルを紹介します.

10.1 線形混合モデルの基礎

混合効果（mixed effect）とは，モデルが固定効果と変量効果の両方を含むことを意味しています．

▶ 固定効果とは

固定効果（fixed effect）とは母集団における効果を意味しており，母数効果とも呼ばれます．

「疾患Xの治療法Aと治療法Bの有効性の比較」における研究者の主な関心事は，治療法Aまたは治療法Bを受けた母集団において，両者のcontの平均値に有意差があるか否かです．通常，治療法Aと治療法B以外の治療法は考慮しないのでtreatmentは固定効果として扱われます．多変量モデルでは，固定効果としてモデルに含めたすべての説明変数に関して，母集団の全患者に共通の平均的なパラメータが得られます．すなわち，背景因子としてモデルに含めたgenderやageに関しても，男性と女性の間でcontの平均値に差があるか，あるいは，年齢が1歳上がるとcontの平均値に差が出るかという問いにも同時に答えることができます．

線形モデル（LM）や一般化線形モデル（GLM）は固定効果のみのモデルです．

▶ 変量効果とは

一方，因子に多くの水準（level）があり，研究データはいくつかの水準が母集団からランダムに選択されたものであると考えられる状況では，その因子は変量効果（random effect）として扱うことができます．経時的測定の時点を表す変数，timeはそのような解釈が可能な因子です．

contの経時的変化プロファイルは各人異なっています（☞ 9.1 反復測定分散分析による解析 ▶サンプルごとの経時的変化パターン）．測定時点が増えればさらに多様なプロファイルが見られるでしょう．測定時点 time を変量効果としてモデルに含めることにより，個々のサンプルのパラメータが得られ，各サンプルの cont の経時的変化プロファイルが母集団での平均的なプロファイルからどれだけ逸脱しているかを表現することができます．

▶ 線形混合モデル

経時的に反復測定を行った連続量データ cont は線形混合モデル（linear mixed model, LMM）により解析できます．LM を固定効果と変量効果を含むように拡張したモデルです．本書では割愛しましたが，離散量データである binom や freq，score が反復測定されたデータは LMM を拡張した一般化線形混合モデル（generalized linear mixed model, GLMM）により扱うことができます．

特定の因子を固定効果とするか，変量効果とするかは研究者の関心の持ち方によります．「治療法 A と治療法 B の有効性に差があるか否か」だけにしか関心がないのなら，cont の経時的変化プロファイルの違いは単なる個人差であり，母集団における cont の平均値の差の検出力を低下させる他の要因による誤差（例，測定誤差など）と区別する必要はないかもしれません（反復測定データの相関に対する何らかの対処は必要ですが）．

個人の検査値の変化プロファイルに何らかの臨床的な意味があると考えられる場合も少なくありません．同じ治療を行っても，すぐに反応して検査値が改善方向に向かう患者もいれば，あまり変化の見られない患者や，逆に悪化の方向に変化する患者がいるという臨床現場の感覚に対して，従来は，著明改善，改善，不変，悪化など，医師による主観的な判定がなされていました．

測定時点を変量効果としてモデルに含めることによって，他の要因による誤差の中からサンプルごとの cont の変化プロファイルを情報として取り出すことができます．それを数値化して分類することによって客観的に検定することも可能になります．

▶ モデルの選択基準： デビアンス

固定効果と変量効果のパラメータは，一般化線形モデル（GLM）と同様，最尤推定法（maximum likelihood estimation, ML）で推定することができます[注]．最尤推定法では尤度が最大になるようなパラメータを求めます．尤度は通常非常に小さい値なので，対数尤度が最大になるようにパラメータを求めます．最大対数尤度（maximum log likelihood，log Lik と表記）は最尤推定法を用いたモデルの当てはまりの良さを表すもっとも基本的な指標です．

log Lik に −2 を掛けた値，−2 log Lik をデビアンス（deviance）と呼びます．最大対数尤度と符号が逆になりますから，「デビアンスの値が小さいほど，解析に用いたデータに当てはまりの良いでモデルである」と言えます（☞8.1 一般化線形モデルの基礎）．

▶ モデルの選択基準： AIC と BIC

1つのデータセットに対して当てはまりのよいモデルを得るには，できるだけ多くのデータ点を通るようにしなければなりません．しかし，多くのデータ点の近傍を通る（残差の少ない）複雑なモデルを当てはめようとすれば多くのパラメータが必要となります．パラメータ数の多いモデルは解析が困難になるばかりか，今手元にあるデータには当てはまっていたとしても，同じ条件で取り直したデータにもうまく当てはまるとは限りません．

ある特性を持つ個々のサンプルのアウトカムを予測するモデルとは，未だ観測されていないサンプルのデータも予測できるモデルでなければなりません．パラメータ数が少ない単純なモデルの方が予測モデルとしては優れている場合もあります．

AIC（Akaike's information criterion，赤池情報量規準）は，モデルの当てはまりの良さの指標である最大対数尤度 log Lik，および，デビアンス −2 log Lik とは以下の関係にあります．

注：最尤推定法によると分散共分散成分には過少方向のバイアスが生じるため，制限付き最尤法（restricted maximum likelihood estimation, REML）による推定が推奨されており，線形混合モデル（LMM）では，通常，統計ソフトのデフォルトは REML に設定されている．REML では自由度を変えることにより補正が行われる．

AIC = −2 × (log Lik − パラメータ数)
　= −2 log Lik + 2 × パラメータ数
　= デビアンス + 2 × パラメータ数

デビアンスと同様，AIC の値が小さいほど当てはまりの良いでモデルであると言えます．パラメータ数が多い複雑なモデルは値が大きくなるため，AIC はモデルの単純さを重視した指標であると言えます．

サンプルサイズの調整をしたモデル選択基準である BIC（ベイズ情報量規準，Bayesian information criterion）は以下の式で計算されます．

BIC = デビアンス + ln（残差の自由度）× パラメータ数

パラメータ数が増えるとさらに値が大きくなるなることから，適合度の指標としては AIC よりも厳しい指標です．

▶ モデルの比較

モデル間で当てはまりの良さを比較するには，一方のモデルが他方のモデルを含んでいる必要があります．モデル 1 がモデル 2 のすべてのパラメータを含んでいれば，モデル 2 はモデル 1 の入れ子になっている（nested）と表現され，両モデルのデビアンスなどの選択基準の比較ができます．

2 つのモデルの当てはまりに有意差があるかどうかを調べる尤度比検定（likelihood ratio test）では尤度比，モデル 2 の最大尤度／モデル 1 の最大尤度を比較しますが，実際には対数尤度に変換した最大対数尤度を用いて，デビアンスの差として検定します．

（参考文献 2，19）

10.2 線形混合モデルによる反復測定データの解析

EZRのメニューには線形混合モデル（LMM）は含まれていませんが，EZRをダウンロードする際に同時に多くのライブラリが一緒にインストールされており，EZRのメニュー項目以外にもさまざまな解析ができます．これまで見てきたように，Rの関数を用いたプログラム（Rスクリプト）はわずかな行数で複雑な解析をすることができます．

▶ 線形混合モデルを利用するには

RにはLMMを解析することができるライブラリがいくつかありますが，本書ではnlmeライブラリを利用し，以下の手順で解析を行います．

① ［ツール］→［パッケージのロード］

パッケージのリストの中にnlmeが含まれているかどうか確認し，OKをクリックする．含まれてなければダウンロードする（☞ 付録1. R本体の利用 1）パッケージのダウンロードとインストール）．

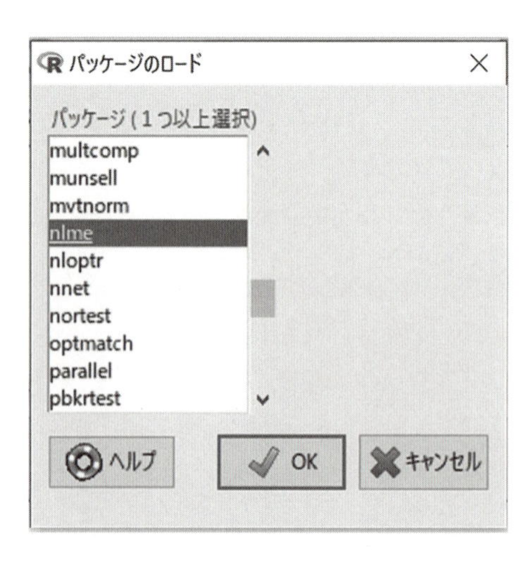

②［ファイル］→［既存のデータセットを読み込む］によりdata_x_longを読み込む．Rスクリプトウインドウにモデル解析用スクリプトを書き，スクリプト全体をマウスでドラッグして，実行をクリックする注.

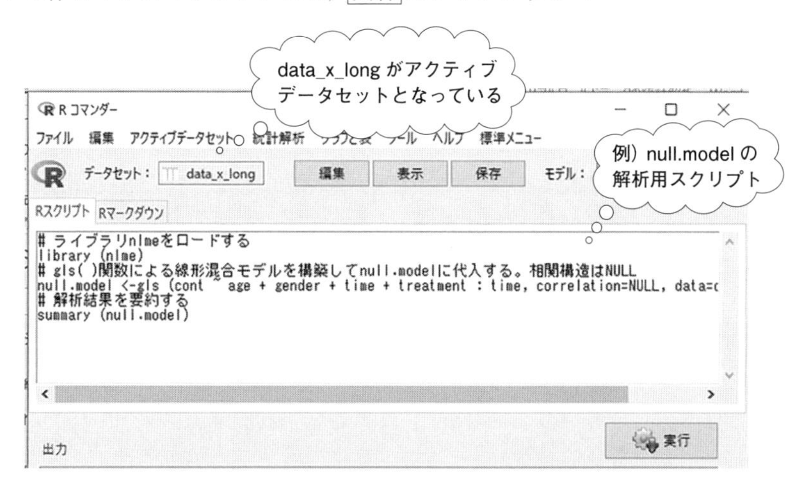

▶　線形混合モデルの関数

nlmeライブラリにはlme( )とgls( )という2つのモデル解析用の関数があります．LMMには主にlme( )が使われます．gls( )は固定効果のみで変量効果を含まないモデルのための関数ですが，データ間の相関構造を指定するという機能があります．

SASやSPSSなどの汎用統計パッケージでは，Rの2つの関数の機能を兼ね備えたプログラムを混合効果モデルと呼んでいます．そのため，gls( )による固定効果のみのモデルもLMMの枠組みで捉えられることが多いので，本書でも両関数によるモデルを線形混合モデル（LMM）と呼びます．

（参考文献14，19）

注：R本体（Rコンソール）を利用して同じ解析を行うことができる（☞付録1. R本体の利用　2）R Consoleにスクリプトを書く）．

10.2.1　固定効果のみのモデル

time を数値データとして扱い，線形モデル（LM）と同様，交互作用項，treatment × time をモデルに含めます．gls( ) 関数の引数には，データ間のさまざまな相関構造（correlation structure）を指定する correlation オプションがあります．

デフォルトは無相関なので，何も指定しない（あるいは，明示的に correlation = NULL とする）と，LM と同じ解析が行われます．反復測定データの相関構造としては，compound symmetry，1 次自己回帰（first-order autoregressive），Toeplitz，非構造（unstructured）などがよく利用されています．

固定効果のみのモデルにデータ間の相関構造の情報を含めることによって何が変わるのかを見てみましょう．

（参考文献 2）

A.　等分散・無相関モデル（帰無モデル）

まず，gls( ) 関数を用いて correlation = NULL とし，LM と同じ解析をしてみましょう（☞ 9.2 線形モデルによる解析）．すべてのサンプルの誤差分散が等しく（等分散）どの時点間の 2 つのデータの間にも相関はない（無相関）と仮定することになります．

これを他の線形混合モデル（LMM）との比較の対照とし，帰無モデル null.model と呼びます．

データ解析計画

「疾患 X の治療法 A と治療法 B の臨床検査値 cont の経時的変化に対する効果」

解析手法：　線形混合モデル，相関構造〈NULL〉

$$\text{cont} = \beta_0 + \beta_1 \times \text{age} + \beta_2 \times \text{gender} + \beta_3 \times \text{time} + \beta_4 \times \text{time} \times \text{treatment}$$

《R スクリプト No.4 等分散・無相関モデル（帰無モデル）の解析》

```
# ライブラリ nlme をロードする注
library (nlme)
# gls( ) 関数による線形混合モデルを構築して null.model に代入する．相関構造は NULL
null.model <-gls (cont~age+gender+time+treatment：time, correlation=NULL,
data=data_x_long)
# 解析結果を要約する
summary (null.model)
```

```
Generalized least squares fit by REML ............................ (a)
  Model: cont~age+gender+time+treatment：time
  Data:data_x_long
              AIC         BIC        logLik   ..................... (b)
         3878.908    3902.782     -1933.454
Coefficients: .................................................... (c)
                          Value   Std.Error    t-value   p-value
(Intercept)           135.04368    6.950538  19.429242    0.0000
age                    -0.04483    0.117889  -0.380271    0.7039
gender[T.M]             7.31039    3.160375   2.313140    0.0212
time                   -0.30424    0.697248  -0.436338    0.6628
time: treatment[T.B]   -2.91789    0.803902  -3.629653    0.0003
Correlation: ..................................................... (d)
                         (Intr)      age     g[T.M]      time
age                      -0.917
gender[T.M]              -0.050    0.202
time                     -0.207    0.019     0.005
time: treatment[T.B]      0.034   -0.033    -0.009     -0.565
Standardized residuals: .......................................... (e)
```

注：インストールされているパッケージには R を起動したときに同時に読み込まれるものと，そうでないものがある．nlme ライブラリは使用する際に，毎回 library( ) 関数を用いてロードする（読み込む）必要がある．

```
       Min          Q1         Med         Q3         Max
-2.42831428 -0.63535567 -0.03158016 0.68323397 3.43066306
Residual standard error: 30.84785
Degrees of freedom: 400 total; 395 residual
```

(a) gls( ) では制限付き最尤法（restricted maximum likelihood estimation, REML）によりパラメータを推定します（☞10.1　線形混合モデルの基礎）．gls( ) の引数は，モデルおよびデータセット名．

(b) モデル選択基準：

モデルにより推定するパラメータ数は，5つの回帰係数（intercept, age, gender, time, time : treatment）と誤差分散1つの合計6つです．したがって，各モデル選択基準は以下のように計算されます．

デビアンス = −2 × logLik = −2 ×（−1933.454）= 3866.908

AIC = デビアンス + 2 × パラメータ数 = 3866.908 + 2 × 6 = 3878.908

BIC = デビアンス + ln(残差の自由度) × パラメータ数 = 3866.908 + ln（395） × 6 = 3866.908 + 5.979 × 6 = 3902.782

(c) パラメータ推定値（Estimate）とその検定

LMによる解析と同じ値になります（☞9.2.2 測定時点を数値として解析）．性別（p = 0.0212）および，治療法と測定時点の間の交互作用（p = 0.0003）のみ有意です．

(d) パラメータ間の相関

実用上，このモデルで問題になる重度の多重共線性はありません（☞6.2.2 線形回帰分析の実行と出力の読み方）．

(e) 標準化残差の要約統計量および残差標準誤差（Residual standard error）(☞付録4. 1) 帰無モデル）

▶ サンプルごとの予測値の求め方

サンプルごとの cont の予測値：

cont = 135.04368 − 0.04483 × age + 7.31039 × gender − 0.30424 × time − 2.91789 × time × treatment

例）ID 1 のデータは，treatment: A (0), gender: M (1), age: 61，治療前，治療 1 日後，治療 3 日後，および，治療 7 日後における time および cont は，それぞれ，0, 1, 3, 7，および，165, 150, 134, 113.

- 治療前の cont の予測値 = 135.04368 − 0.04483 × 61 + 7.31039 × 1 − 0.30424 × 0 − 2.91789 × 0 × 0 = 139.6194（実測値 = 165）
- 治療 1 日後の cont の予測値 = 135.11549 − 0.04483 × 61 + 7.31039 × 1 − 0.30424 × 1 − 2.91789 × 1 × 0 = 139.3152（実測値 = 150）
- 治療 3 日後の cont の予測値 = 135.04368 − 0.04483 × 61 + 7.31039 × 1 − 0.30424 × 3 − 2.91789 × 3 × 0 = 138.7067（実測値 = 134）
- 治療 7 日後の cont の予測値 = 135.04368 − 0.04483 × 61 + 7.31039 × 1 − 0.30424 × 7 − 2.91789 × 7 × 0 = 137.4898（実測値 = 113）

（☞付録 4. 1）帰無モデル）

解析のまとめ

線形混合モデル（帰無モデル），相関構造〈NULL〉，cont=$\beta_0+\beta_1\times$ gender＋$\beta_2\times$ age＋$\beta_3\times$ time＋$\beta_4\times$ time × treatment により，以下の結果を得た．

臨床検査値 cont の経時的な低下の程度は，治療法 B の方が治療法 A より有意に大きい（治療法と測定時点の交互作用：p=0.0003）．男性は女性より cont の平均値が有意に高い（p=0.0212）．

結論：「(cont の値が低いほど症状が軽いので）治療法 B は治療法 A より疾患 X の症状を改善する．男性は女性より症状が重い」

モデルの課題

線型モデル（LM）による解析（☞ 9.2.2 測定時点を数値として解析）と同じ解析であり，反復測定データ間の相関の補正が行われていないため，治療群間の差が過大評価されている可能性があります．

B. 等分散・等相関モデル（CS モデル）

すべてのサンプルの誤差分散が等しく（等分散），同一サンプル内のどの時点間の2つのデータの間にも同じ強さの相関（等相関）を仮定する compound symmetry と呼ばれる相関構造（correlation structure）を持った CS モデル cs.model を構築します．これは反復測定分散分析に用いられている相関構造です．compound symmetry を指定する場合は引数として，correlation = corCompSymm (form = ~ 1 | ID) と入力します．

（参考文献 2）

データ解析計画

「疾患 X の治療法 A と治療法 B の臨床検査値 cont の経時的変化に対する効果」

解析手法：　線形混合モデル，相関構造〈 compound symmetry 〉

$$cont = \beta_0 + \beta_1 \times age + \beta_2 \times gender + \beta_3 \times time + \beta_4 \times time \times treatment$$

《R スクリプト　No.5　等分散・等相関モデル（CS モデル）の解析》

```
# ライブラリ nlme をロードする
library (nlme)
#gls( ) 関数による線形混合モデルを構築して cs.model に代入する．相関構造は compound symmetry
cs.model <-gls (cont ~ age+gender+time+treatment:time, correlation=corCompSymm
(form= ~1 | ID), data=data_x_long)
# 解析結果を要約する
summary (cs.model)
```

```
Generalized least squares fit by REML                        ……………… (a)
  Model: cont ~ age+gender+time+treatment: time
  Data: data_x_long
                       AIC         BIC       logLik          ……………… (b)
                  3716.757     3744.61    -1851.379
Correlation Structure: Compound symmetry                     ……………… (c)
  Formula: ~1 | ID
  Parameter estimate(s):
     Rho
   0.5920645
Coefficients:                                                ……………… (d)
                             Value   Std.Error    t-value   p-value
(Intercept)              135.11549   11.382851  11.870092    0.0000
age                       -0.04601    0.197488  -0.232985    0.8159
gender[T.M]                7.30217    5.296257   1.378741    0.1688
time                      -0.42429    0.500301  -0.848062    0.3969
time:treatment[T.B]       -2.67289    0.688167  -3.884065    0.0001
Correlation:
                            (Intr)         age     g[T.M]      time
age                         -0.938
gender[T.M]                 -0.051      -0.203
time                        -0.078       0.011      0.003
time:treatment[T.B]          0.018      -0.017     -0.004    -0.674
Standardized residuals:                                      ……………… (e)
        Min            Q1           Med            Q3           Max
 -2.42604861   -0.63406096   -0.02580887    0.66946251    3.38314987
Residual standard error: 31.02717
Degrees of freedom: 400 total; 395 residual
```

(a) gls( ) のモデルは帰無モデルと同じ.

(b) モデル選択基準：

モデルにより推定するパラメータ数は，回帰係数 5 つ，誤差分散 1 つ，相関係数（Rho, ρ）1 つ，合計 7 つ．各モデル選択基準の計算方法は帰無モデルと同じ.

(c) モデルの引数，correlation = corCompSymm (form = ~1 | ID) は，相関構造が compound symmetry であり，ID ごとに 4 つの時点のサンプルをグルーピングすること（Formula：~1 | ID）を表しています．どの時点間のデータの間にも同じ強さの相関，Rho (ρ) = 0.5920645 があるモデルが構築されています．

(d) パラメータ推定値（Estimate）とその検定

治療法と測定時点の間の交互作用（p = 0.0001）のみ有意です．

(e) 標準化残差の要約統計量および残差標準偏差（Residual standard error）

(☞付録 4. 2) CS モデル)

▶ サンプルごとの予測値の求め方

サンプルごとの cont の予測値：

cont = 135.11549 − 0.04601 × age + 7.30217 × gender − 0.42429 × time − 2.67289 × time × treatment

例） ID 1 のデータは treatment: A (0), gender: M (1), age: 61，治療前，治療 1 日後，治療 3 日後，および，治療 7 日後における time および cont は，それぞれ，0, 1, 3, 7，および，165, 150, 134, 113

・治療前の cont の予測値 = 135.11549 − 0.04601 × 61 + 7.30217 × 1 − 0.42429 × 0 − 2.67289 × 0 × 0 = 139.611（実測値 = 165）

・治療 1 日後の cont の予測値 = 135.11549 − 0.04601 × 61 + 7.30217 × 1 − 0.42429 × 1 − 2.67289 × 1 × 0 = 139.1868（実測値 = 150）

・治療 3 日後の cont の予測値 = 135.11549 − 0.04601 × 61 + 7.30217 × 1 − 0.42429 × 3 − 2.67289 × 3 × 0 = 138.3382（実測値 = 134）

・治療 7 日後の cont の予測値 = 135.11549 − 0.04601 × 61 + 7.30217 × 1 − 0.42429 × 7 − 2.67289 × 7 × 0 = 136.641（実測値 = 113）

(☞付録 4. 2) CS モデル)

▶ モデルの比較

gls( ) 関数による 2 つのモデルの当てはまりに有意差があるかどうかを調べるには尤度比検定（likelihood ratio test）を行います．R 関数，anova（モデル 1，モデル 2）を用います．

《R スクリプト　No.6　帰無モデルと CS モデルの尤度比検定》

```
# 帰無モデルと CS モデルのデビアンス（-2logLik）の差を比較する尤度比検定
>anova（null.model, cs.model）

             Model  df      AIC      BIC    logLik   Test  L.Ratio p-value
 null.model      1   6 3878.908 3902.782 -1933.454
 cs.model        2   7 3716.757 3744.610 -1851.379 1 vs 2 164.1508  <.0001
```

帰無モデルのデビアンス $= -2 \times \mathrm{logLik} = -2 \times (-1933.454) = 3866.908$

CS モデルのデビアンス $= -2 \times (-1851.379) = 3702.758$

尤度比（L.Ratio）$= 3866.908 - 3702.758 = 164.15$

CS モデルの方が帰無モデルより当てはまりがよい（$p < 0.0001$）

解析のまとめ

線形混合モデル（CS モデル），相関構造〈compound symmetry〉，$\mathrm{cont} = \beta_0 + \beta_1 \times \mathrm{gender} + \beta_2 \times \mathrm{age} + \beta_3 \times \mathrm{time} + \beta_4 \times \mathrm{time} \times \mathrm{treatment}$，により以下の結果を得た．

1）臨床検査値 cont の経時的な低下の程度は，治療法 B の方が治療法 A より有意に大きい（治療法と測定時点の交互作用：$p < 0.0001$）．

2）等分散・無相関モデル（帰無モデル）と比較して，等分散・等相関モデル（CS モデル）の方が，デビアンス，AIC および，BIC のいずれのモデル選択基準も小さく，当てはまりがよい．尤度比検定（$p < 0.0001$）．

結論：「（cont の値が低いほど症状が軽いので）治療法 B は治療法 A より疾患 X の症状を改善する」

モデルの課題

反復測定データ cont の測定時点間の相関の補正がおこなわれている等分散・等相関モデル（CS モデル）においても治療法と測定時点の交互作用に有意差が認められたことにより，「治療法 B は治療法 A より疾患 X の症状を改善する」という結論の妥当性が高まったと言えます．

しかし，CS モデルは，測定時点が近いほどデータ同士が強く相関していることや，サンプルごとの変化のパターンの違いを表現できていません（☞ 9.1 反復測定分散分析による解析 ▶サンプルごとの経時的変化パターン）．1 次自己回帰（first-order autoregressive），Toeplitz，非構造（unctructured）など，compound symmetry 以外の相関構造を利用することにより，さらに当てはまりの良いモデルが見つかる可能性があります．

10.2.2 固定効果と変量効果を含むモデル

本節では，nlme ライブラリの lme( ) 関数を利用し，測定時点 time を変量効果としてモデルに含めることにより，サンプルごとの臨床検査値 cont の経時的変化プロファイルの，母集団での平均的なプロファイルからのずれを個別に表現します．前節までのモデルと同様，交互作用項，treatment × time をモデルに含めます．

A. 変量切片モデル

固定効果に加え，各サンプルの cont が独自の切片，b_0 をもつ変量効果を含む混合モデルを構築し，変量切片モデル rint.model と呼びます．変量効果のパラメータは，固定効果のパラメータ，β_0，β_1，β_2，…と区別するために，b_0，b_1，b_2，…と表記します．

変量切片モデルでは，どちらの治療法でも，cont の治療前値が高い患者は高いまま，低い患者は低いまま変化するというプロフィルを仮定しています．固定効果に関して明示的に指定しない場合は，前節の帰無モデルと同様，すべての測定時点の誤差分散が等しく，時点間の相関はない（correlation =

NULL）と仮定します．

データ解析計画

「疾患Xの治療法Aと治療法Bの臨床検査値contの経時的変化に対する効果」

解析手法：　線形混合モデル，＜変量効果＞切片：b_0，　グルーピング：ID

$\text{cont} = \beta_0 + \beta_1 \times \text{age} + \beta_2 \times \text{gender} + \beta_3 \times \text{time} + \beta_4 \times \text{time} \times \text{treatment} + b_0$

《R スクリプト　No.7　変量切片モデルの解析》

```
# ライブラリnlmeをロードする
library (nlme)
# lme( ) 関数による線形混合モデルを構築してrint.modelに代入する．IDごとに4つの時点をグルーピングして変量切片を求める
rint.model <-lme (cont~age+gender+time+treatment:time, random= ~1|ID, data=data_x_long)
# 解析結果を要約する
summary (rint.model)
```

```
Linear mixed-effects model fit by REML
  Data: data_x_long
                    AIC         BIC       logLik   ………………………… (a)
               3716.757     3744.61    -1851.379
Random effects:   …………………………………………………………………… (b)
Formula: ~1|ID
              (Intercept)       Residual
StdDev:          23.87408         19.817
Fixed effects: cont ~ age+gender+time+treatment:time   ………………… (c)
                         Value  Std.Error   DF    t-value  p-value
(Intercept)          135.11549  11.382851  298  11.870092   0.0000
age                   -0.04601   0.197488   97  -0.232985   0.8163
gender[T.M]            7.30217   5.296257   97   1.378741   0.1711
```

```
time                      -0.42429   0.500301   298   -0.848062    0.3971
time : treatment[T.B]     -2.67289   0.688167   298   -3.884065    0.0001
Correlation:
                          (Intr)         age       g[T.M]        time
age                       -0.938
gender[T.M]               -0.051      -0.203
time                      -0.078       0.011        0.003
time:treatment[T.B]        0.018      -0.017       -0.004      -0.674
Standardized Within-Group Residuals:

         Min            Q1            Med            Q3           Max
 -3.14918615   -0.50319795   -0.03888193   0.46302707    3.40439442


Number of Observations: 400
Number of Groups: 100
```

(a) モデル選択基準：

モデルにより推定するパラメータ数は回帰係数5つ，誤差分散1つ，切片の変量効果1つ，合計7つ．各モデル選択基準の計算方法（☞ 10.2.1 固定効果のみのモデル A. 帰無モデル）．いずれの基準の値もCSモデルと同じ値です．

(b) 変量効果：

（random = ~1 | ID）はIDごとに4つの時点のcontをグルーピングして，固定効果（平均的な回帰直線）の切片からどの程度ずれているかを変量効果としていることを表しています．

このモデルでは，固定効果からのずれを2つの部分に分離しています．

(1) 変量効果（切片）で説明できるずれ： 切片の標準偏差（StdDev）= 23.87408，切片の分散 = 23.87408^2

(2) 説明できないずれ：残差標準偏差（StdDev）= 19.817，誤差分散 = 19.817^2

このモデルと同等のCSモデルの残差標準偏差：31.02717（誤差分散：31.02717^2）とは以下の関係にあります（☞ 10.2.1 固定効果のみのモデル B. CSモデル）．

$23.87408^2 + 19.817^2 = 31.02717^2$

変量切片モデルを用いると，CS モデルの誤差分散の半分以上が，サンプルごとに固有の切片 b_0 を持つ cont の経時的変化プロファイルとして説明できることがわかります.

(c) 固定効果

固定効果の読み方（☞ 10.2.1 固定効果のみのモデル A. 帰無モデル）．このモデルのパラメータ推定値（Value)，および，その標準誤差（Std.Error）は CS モデルと同じ値ですが，各パラメータの自由度が変わるため，p 値はわずかに異なります.

▶　サンプルごとの予測値の求め方

サンプルごとの cont の予測値：

$$\mathrm{cont} = (\beta_0 + b_0) + \beta_1 \times \mathrm{age} + \beta_2 \times \mathrm{gender} + \beta_3 \times \mathrm{time} + \beta_4 \times \mathrm{time} \times \mathrm{treatment}$$
$$= (135.11549 + b_0) - 0.04601 \times \mathrm{age} + 7.30217 \times \mathrm{gender} - 0.42429 \times \mathrm{time} - 2.67289 \times \mathrm{time} \times \mathrm{treatment}$$

サンプルごとの変量切片，b_0 を求めるには，random.effects( ) 関数を用います.

《R スクリプト　No.8　変量切片モデルのパラメータを出力》

```
# 変量切片モデルのサンプルごとのパラメータ（切片）を出力
>random.effects (rint.model)

              (Intercept)
1               1.7537513
2             -19.4942102
3             -22.4459176
4              10.8233996
5              38.4470901
6              41.5610053
```

```
7                -37.1389534
8                 10.4479044
9                 17.5746012
10                 4.0944596
.....
```

例） ID 1のデータは，treatment: A（0），gender: M（1），age: 61, 治療前，治療 1 日後，3 日後，および，7 日後における time および cont は，それぞれ，0, 1, 3, 7，および，165, 150, 134, 113，変量効果の切片 b_0 は 1.7537513

・治療前の cont の予測値 = (135.11549 + 1.7537513) − 0.04601 × 61 + 7.30217 × 1 − 0.42429 × 0 − 2.67289 × 0 × 0 = 141.3648（実測値 = 165）

・治療 1 日後の cont の予測値 = (135.11549 + 1.7537513) − 0.04601 × 61 + 7.30217 × 1 − 0.42429 × 1 − 2.67289 × 1 × 0 = 140.9405（実測値 = 150）

・治療 3 日後の cont の予測値 = (135.11549 + 1.7537513) − 0.04601 × 61 + 7.30217 × 1 − 0.42429 × 3 − 2.67289 × 3 × 0 = 140.0919（実測値 = 134）

・治療 7 日後の cont の予測値 = (135.11549 + 1.7537513) − 0.04601 × 61 + 7.30217 × 1 − 0.42429 × 7 − 2.67289 × 7 × 0 = 138.3948（実測値 = 113）

（☞付録 4. 3）変量切片モデル）

解析のまとめ

線形混合モデル（変量切片モデル），cont = $\beta_0 + \beta_1 \times$ gender + $\beta_2 \times$ age + $\beta_3 \times$ time + $\beta_4 \times$ time × treatment + b_0 により，以下の結果を得た．

臨床検査値 cont の経時的な低下の程度は，治療法 B の方が治療法 A より有意に大きい（治療法と測定時点の交互作用の固定効果，p = 0.0001）．

結論：「(cont の値が低いほど症状が軽いので）治療法 B は治療法 A より疾患 X の症状を改善する」

モデルの課題

解析結果からわかるように，このモデルは CS モデルと同等ですが，サンプルごとのパラメータ（切片）が得られ，CS モデルの誤差分散の半分以上がサンプルごとに固有の cont の経時的変化プロファイルとして説明できます.

（参考文献 2）

B. 変量切片傾きモデル

固定効果に加え，各サンプルの cont が独自の切片（b_0）と傾き（b_1）の変量効果を持って直線的に経時変化する混合モデルを構築し，変量切片傾きモデル rinslo.model と呼びます．変量切片傾きモデルでは，患者によって治療に対する固有の cont の変化特性があり，治療により大きく反応する患者やあまり反応しない患者がいると仮定しています.

固定効果は前節の帰無モデルと同様，すべての測定時点の誤差分散が等しく，時点間の相関はない（correlation＝NULL）と仮定します.

データ解析計画

「疾患 X の治療法 A と治療法 B の臨床検査値 cont の経時的変化に対する効果」

解析手法：　線形混合モデル，<変量効果>切片：b_0，傾き：b_1，

グルーピング：ID

$$cont=\beta_0+\beta_1\times age+\beta_2\times gender+\beta_3\times time+\beta_4\times time\times treatment+b_0+b_1\times time$$

《R スクリプト　No.9　変量切片傾きモデルの解析》

```
# ライブラリ nlme をロードする
library (nlme)
# lme( ) 関数による線形混合モデルを構築して rinslo.model に代入する. ID ごとに 4 つの時点をグルーピングして変量切片と傾きを求める
rinslo.model <-lme(cont~age+gender+time+treatment:time, random=~1+time|ID, data=data_x_long)
# 解析結果を要約する
summary (rinslo.model)
```

```
Linear mixed-effects model fit by REML
Data: data_x_long
                   AIC         BIC        logLi  ··························· (a)
              3486.818    3522.628    -1734.409
Random effects:  ·············································································· (b)
Formula: ~1+time|ID
Structure:General positive-definite, Log-Cholesky parametrization
                 StdDev              Corr
(Intercept)    32.643632            (Intr)
time            5.767513            -0.644
Residual        8.777506
Fixed effects: cont~age+gender+time+treatment:time        ······················ (c)
                            Value  Std.Error   DF    t-value   p-valu
(Intercept)             129.77625  11.348074  298  11.435972   0.0000
age                       0.04707   0.194104   97   0.242520   0.8089
gender[T.M]               7.36393   5.204060   97   1.415036   0.1603
time                     -0.35830   0.749155  298  -0.478278   0.6328
time:treatment[T.B]      -2.80754   0.916764  298  -3.062447   0.0024
Correlation:
                          (Intr)          age        g[T.M]        time
age                       -0.925
gender[T.M]               -0.050       -0.202
time                      -0.170        0.018         0.005
time:treatment[T.B]        0.031       -0.030        -0.008      -0.600
Standardized Within-Group Residuals:
          Min            Q1           Med            Q3           Max
  -2.88578099   -0.34284259    0.01205149    0.39923479    3.04577234
Number of Observations: 400
Number of Groups: 100
```

(a) モデル選択基準：

モデルにより推定するパラメータ数は回帰係数５つ，誤差分散１つ，切片の変量効果１つ，傾きの変量効果１つ，切片と傾きの相関係数１つの合計９つ．

(b) 変量効果：

(random = ~1 + time | ID) は ID ごとに 4 つの時点の cont をグルーピングして，平均的な回帰直線の切片および傾きからどの程度ずれているかを変量効果としています．

このモデルでは，固定効果（cont の平均値）からのずれをの 3 つの部分に分離しています．

(1) 変量効果（切片）で説明できるずれ：切片の標準偏差（StdDev）= 32.643632，切片の分散 = 32.643632^2

(2) 変量効果（傾き）で説明できるずれ：傾きの標準偏差（StdDev）= 5.767513，傾きの分散 = 5.767513^2

(3) いずれでも説明できないずれ：残差の標準偏差（StdDev）= 8.777506，誤差分散 = 8.777506^2

切片と傾きのパラメータは負の相関関係（Corr），相関係数 = −0.644 があり，治療開始前の cont が高いほど，経時的に低下の程度が大きいことがわかります．

(c) 固定効果

固定効果の読み方（☞ 10.2.1 固定効果のみのモデル A. 帰無モデル）．

▶　サンプルごとの予測値の求め方

サンプルごとの cont 予測値：

$$\mathrm{cont} = (\beta_0 + \mathrm{b}_0) + \beta_1 \times \mathrm{age} + \beta_2 \times \mathrm{gender} + (\beta_3 + \mathrm{b}_1) \times \mathrm{time} + \beta_4 \times \mathrm{time} \times \mathrm{treatment}$$

$$= (129.77625 + \mathrm{b}_0) + 0.04707 \times \mathrm{age} + 7.36393 \times \mathrm{gender} + (-0.35830 + \mathrm{b}_1) \times \mathrm{time} - 2.80754 \times \mathrm{time} \times \mathrm{treatment}$$

サンプルごとの変量切片，b_0 および傾き，b_1 を求めるには，random.effects( ) 関数を用います．

《R スクリプト　No.10　変量切片傾きモデルのパラメータを出力》

```
# 変量切片傾きモデルのサンプルごとのパラメータ（切片と傾き）を出力
>random.effects (rinslo.model)

       (Intercept)        time
1        18.570047  -6.17280199
2       -43.552548   7.84468432
3        -3.499679  -7.87488541
4         6.457275   2.16367609
5        72.791350 -10.15260014
6        35.548207   3.72194915
7       -49.745795   2.56750189
8        -3.410490   6.05134985
9        39.631587  -7.31127816
10       21.499928  -5.49986665
・・・・・
```

例）ID 1 のデータは，treatment: A (0), gender: M (1), age: 61，治療前，治療 1 日後，治療 3 日後，および，治療 7 日後における time および cont は，それぞれ，0, 1, 3, 7，および，165, 150, 134, 113，変量効果の切片は，$b_0 = 18.570047$，傾きは $b_1 = -6.17280199$

・治療前の cont の予測値 $= (129.77625 + 18.570047) + 0.04707 \times 61 + 7.36393 \times 1 + (-0.35830 - 6.17280199) \times 0 - 2.80754 \times 0 \times 0 = 158.5815$（実測値 $= 165$）

・治療 1 日後の cont の予測値 $= (129.77625 + 18.570047) + 0.04707 \times 61 + 7.36393 \times 1 + (-0.35830 - 6.17280199) \times 1 - 2.80754 \times 1 \times 0 = 152.0504$（実測値 $= 150$）

・治療 3 日後の cont の予測値 $= (129.77625 + 18.570047) + 0.04707 \times 61 + 7.36393 \times 1 + (-0.35830 - 6.17280199) \times 3 - 2.80754 \times 3 \times 0 = 138.9882$（実測値 $= 134$）

・治療 7 日後の cont の予測値 $= (129.77625 + 18.570047) + 0.04707 \times 61 +$

7.36393 × 1 + (− 0.35830 − 6.17280199) × 7 − 2.80754 × 7 × 0 = 112.8638（実測値 = 113）

(☞付録 4. 4) 変量切片傾きモデル)

▶　モデルの比較

lme( ) 関数によるモデルの当てはまりに有意差があるかどうかを調べるには尤度比検定を行います．R 関数，anova( )を用います．

《R スクリプト　No.11　帰無モデル，変量切片モデル，変量切片傾きモデルの尤度比検定》

```
# 帰無モデル，変量切片モデル，変量切片傾きモデルのデビアンス（-2logLik）の差を比較する尤度比検定
> anova (null.model, rint.model, rinslo.model)
                  Model  df      AIC       BIC    logLik   Test   L.Ratio  p-value
 null.model           1   6 3878.908  3902.782 -1933.454
 rint.model           2   7 3716.757  3744.610 -1851.379 1 vs 2  164.1508   <.0001
 rintslo.model        3   9 3486.818  3522.628 -1734.409 2 vs 3  233.9391   <.0001
```

帰無モデルのデビアンス = − 2 × logLik = − 2 × (− 1933.454) = 3866.908

変量切片モデルのデビアンス = − 2 × (− 1851.379) = 3702.758

変量切片傾きモデルのデビアンス = − 2 × (− 1734.409) = 3468.818

帰無モデルと変量切片モデルの尤度比 = 3866.908 − 3702.758 = 164.15 ($p < 0.0001$)

変量切片モデルと変量切片傾きモデルの尤度比 = 3702.758 − 3468.818 = 233.94 ($p < 0.0001$)

変量切片傾きモデルがもっとも当てはまりがよい

解析のまとめ

線形混合モデル（変量切片傾きモデル），cont $= \beta_0 + \beta_1 \times$ gender $+ \beta_2 \times$ age $+ \beta_3 \times$ time $+ \beta_4 \times$ time $\times$ treatment $+ b_0 + b_1 \times$ time により，以下の結果を得た．

1） 臨床検査値 cont の経時的な低下の程度は，治療法 B の方が治療法 A より有意に大きい（治療法と測定時点の交互作用の固定効果，$p = 0.0024$）．

2） 治療開始前の cont が高いサンプルほど，経時的低下の程度が大きい（サンプルごとの経時的変化直線の切片と傾きのパラメータは負の相関関係がある（相関係数＝-0.644））．

3） 帰無モデル，および変量切片モデルと比較して，変量切片傾きモデルの方がデビアンス，AIC および，BIC のいずれも小さく当てはまりがよい．尤度比検定（$p < 0.0001$）．

結論：「(cont の値が低いほど症状が軽いので）治療法 B は治療法 A より疾患 X の症状を改善する」

モデルの課題

変量切片傾きモデルは，変量切片モデルあるいは固定効果のみの等分散・等相関モデル（CS モデル）と比較して，サンプルごとの cont の経時的変化プロファイルをよく表現しているように見えます．尤度比検定からも視覚的な判断を支持する結果が得られています（☞ 9.1　反復測定分散分析による解析　▶ サンプルごとの経時的変化パターン）．

当てはめたモデルで説明できない誤差分散が小さくなり，モデルの予測能が大きく向上しています（☞付録 4．線形混合モデルにおけるサンプルごとの予測値と残差）．いずれのモデル選択基準も当てはまりの良さの相対的な基準ですから，当然，変量切片傾きモデルよりもさらに良いモデルがありえます．グラフから視覚的に判断して，time と cont が直線関係にあると仮定しましたが，2 乗（time^2）や平方根（$\sqrt{\text{time}}$）などの項も変量効果に含めることができます．

（参考文献 2）

▶ リアルワールドデータ（RWD）のモデル選択

本書では扱いやすい単純な数値例を用いていますから，いずれのモデルでも近い結論が得られています．しかし RWD の解析では，データに適合していないモデルから得られた結果は信頼することができません．時には「治療法 A の方が治療法 B より疾患 X の症状改善効果が高い」という逆の結論が引き出されてしまうことさえあります．

特定の因子を固定効果とするか変量効果とするか，交互作用項は必要か否か，反復測定データの変化は直線的か非直線的かなど，データにさまざまなモデルを当てはめながら試行錯誤で選択していく必要があります．複雑すぎる統計モデルは研究に用いたデータベースに含まれるサンプルだけに過剰適合（overfitting）し，モデルの予測能力の過大評価（optimism）を引き起こす場合があり注意が必要です．

モデルの予測力をさらに高めるには，適切な数の説明変数を含むできるだけ単純なモデルから始めて，研究に用いたサンプルとは異なった人口集団や状況で得られたサンプルを利用して妥当性研究（validation study）を行い，新たな因子をモデルに説明変数として含めたり，逆に不要な因子をモデルから除いたりしてモデル更新（model updating）を続ける必要があります（☞ 7.2.2　2 項　ロジスティック回帰分析による予測　▶多変量予測モデルの開発）．

（参考文献 2，17）

11 数値例からリアルワールドデータへ

本書では，モデル構築と解析結果の解釈に重点を置いて，治療法 A：51 症例と治療法 B：49 症例，背景因子は年齢と性別の 2 つに限定した，小規模で扱いやすいデータセットを数値例として用いています．

本書の解析例を元に，リアルワールドデータ（RWD）を扱う際には以下のような注意が必要です．

1） 医療データベースの限界

各医療データベースの利活用に際しては，抽出可能な期間や対象者，データ項目や粒度（項目の細分化の程度），臨床的妥当性などの限界を理解した上で，適切な研究テーマを設定する必要があります．

各施設の電子カルテシステムや症例登録データベースを研究用データとして利用する場合，ベンダー企業やシステムバージョンごとに異なるデータベース構造をとっており，同じ施設内のデータベースであっても検査項目や医薬品，病名などを識別するコード体系が異なっているという問題が指摘されています．例えば，カルテと臨床検査データの用語やコードが標準化されていないと抽出が困難になります．個人情報に対するセキュリティ面からの制限があることにも注意しておかなければなりません．

レセプトデータを利用する場合は，実際の診断に依らずに記録上何らかの傷病名が付いていることに注意が必要です．また，定年退職に伴い健康保険組合を脱退するため，高齢者のデータは健康保険組合の請求書データにはごくわずかしか含まれていません．調剤レセプトデータには傷病名が含まれておらず，DPC レセプトデータの傷病名には日付情報が含まれていません注．

（参考文献 18）

2） 適格基準の設定

推測統計では，「特定の疾患・病態を持つ患者」という母集団を想定しなければなりませんが，そもそも病院の窓口を通して訪れる患者というのは，病院の規模や専門性，評判などを判断材料として自由意志で集まった，かなり偏った集団です．現在，世界中に存在する患者だけでなく，過去にも未来にもいるはずの患者を含む母集団を実体としてとらえることはできません．そこからサンプル抽出を行うということも不可能です．臨床研究では，逆に，「限定された時期，限定された医療機関に入院あるいは受診した患者」がサンプルとなりうる架空の母集団を想定して標的母集団（target population）とします．

どのような患者をサンプルとするかを定義するのが適格基準（eligibility criteria）です．性別や年齢を限定するという程度から，疾患の重症度や遺伝的要因，生活環境などにいたるまで条件をつけるなどさまざまなレベルの基準が考えられますが，事前に臨床的および統計学的な観点から十分な検討を加えて決めておく必要があります．

適格基準を厳しく設定するということは，できるだけ背景因子の似た対象を集めるということです．研究対象が均一であるほど統計学的パワーは高まり，群間の有意差が出やすくなりますが，研究対象以外の患者にその結果を当てはめることが難しくなり，一般化可能性（generalizability）が低下します．

適格基準に合う症例は**すべて**抽出しなければなりません．用いるデータベースによっては，治療法 A と治療法 B の症例数が大きく異なることがありますが，データを見てから恣意的に症例を選んで数をそろえることはできません．

注：医療情報のデータベース等を用いた医薬品の安全性評価における薬剤疫学研究の実施に関するガイドライン，独立行政法人 医薬品医療機器総合機構，2014 （https://www.pmda.go.jp/files/000147250.pdf）

また，目的とする治療法 A および B 以外の別の治療が併用されている，転院などのため治療期間が不明である，アウトカムや背景因子とする変数の一部が欠けていることなどを理由に除外する症例が多くなりすぎると深刻なバイアスを生じてしまう場合があります．どのような症例が解析から除外されたかを示すフローチャート（flow chart）を用いて，データが研究の標的母集団を代表しているか，バイアスが生じている可能性がないかということを客観的に判断することができます．

（参考文献 1）

3） アウトカムの指標

数値例では解析方法が異なる 4 つのデータ項目をアウトカムとして用いましたが，臨床研究を計画する際には，まず，日常臨床で何が求められているのかを明確にした上でアウトカム指標を決めなければなりません．

医療を受ける患者にとってベネフィットと考えられるアウトカムとは，症状の改善，健康関連の生活の質の改善，再発の抑制，生存の延長，発症の抑制，感染の防御などです．これらのアウトカム指標として測定される変数を真のエンドポイント（true endpoint）とよびます．

本書の数値例の中では，適切に定義することが可能であれば，治癒 binom は真のエンドポイントとなり得ます．真のエンドポイントと相関していることが証明されていれば，臨床検査値 cont を代理エンドポイント（surrogate endpoint）として用いることができます．発作回数 freq や評価スコア score も代理エンドポイントとなり得ますが発作回数が直接測定されてカルテなどに記載されていることは稀です．例えば，受診回数が発作頻度と相関すると見なして代用するといった方法が考えられますが，その妥当性を評価する予備的な研究が必要になります．

（参考文献 4）

4） 背景因子

本書で背景因子としてモデルに含めた年齢 age と性別 gender のほかに，病歴やさまざまな検査データ（画像データ，電気生理学的データ，血液や尿検査のデータ，病理診断データ），疾患重症度などを説明変数として回帰分析に組み入れることができます（本書の数値例では，cont，binom，freq および score は，個別に，アウトカムとしてモデルが構築されており，背景因子としては利用していないことに注意してください）.

多数の背景因子を含む大規模なデータベースを利用する研究では，多くの変数を 1 つにまとめることができる傾向スコア（propensity score）を用いることもできます．傾向とは医師が選択する治療の傾向を表しています．まず全症例のデータから，患者の背景因子が特定の治療を行うか否かの決定にどの程度影響したかを統計解析し，その治療法が選択される確率を表わす傾向スコアを求めます．同程度のスコアでありながら特定の治療を受けた患者と受けなかった患者をマッチングすることにより，疑似的にランダム化比較試験（RCT）に近い結果を得ることができます.

（参考文献 11）

5） サンプルサイズ

一般に，サンプルサイズ（sample size）は大きければ大きいほど統計学的に精確で妥当な結論が得られます．小さいサンプルサイズのデータセットを用いると，偶然その研究においてのみアウトカムと強い関係が見られた変数を選んで，重要な変数を見逃してしまう危険が高くなります.

データベース研究では，RCT のようにサンプルサイズ設定の根拠を示すことは求められませんが，統計モデルの説明変数の数が増えるにしたがってサンプルサイズを増やさなければなりません．説明変数が 1 つ増えるごとに，線形回帰分析では約 15 ～ 20 例，2 項ロジスティック回帰分析では，イベント（例，治癒／非治癒）の少ない方のカテゴリの人数を約 10 例増やす必要があります．したがって，サンプルサイズが小さい，あるいは，イベント（例，稀な副作用の発現など）の少ない研究では，モデルの説明変数の数を制限する必要があります.

（参考文献 8）

6） 測定時点

本書でアウトカムとしている4つの変量はいずれも，治療開始後の「適当な時期に測定された値」と仮定していますが，多くの場合，臨床的なデータは時間の経過に伴って変化します．1時点のみのデータを用いる場合は，測定時点の設定にはかなり注意を要します．本書では比較的モデル構築が容易な臨床検査値 cont についてのみ経時的測定データの解析法を示しましたが，発作回数 freq や評価スコア score に関しても経時的な変化が見られるはずです．

治癒 binom は，どの時点のどのような状態なのか事前に十分に検討し，明確に定義しておくことが求められます．2値データのアウトカムは，2項ロジスティック回帰分析よりも，個々の患者の観察時間もデータとして収集して生存時間分析（survival analysis）を行う方が適切な場合があります．生存期間だけでなく，寛解後の再発までの期間，感染性疾患の潜伏期間など，観察期間中1度だけ生じる事象であれば何でも時間の関数として解析できます．生存時間分析における多変量解析にはコックス比例ハザード回帰分析（Cox proportional hazard regression analysis）がよく用いられます．

（参考文献 8，20）

7） 欠測値の扱い

RWD には欠測値はつきものですが，欠測値には無視できるランダムな欠測（missing at random, MAR）と無視できない，情報を含む欠測（informative missingness）があります．特定の背景因子（例，性別や年齢）を持つ患者に欠測が多い場合や，経時的に測定されているアウトカムの値が悪化（または，改善）すると脱落しやすい，などは情報を含む欠測と考えられるためバイアスが問題になります．

ランダムな欠測（MAR）の場合，欠測値が1つでも存在するサンプルを除くという方法が最も簡単ですが，サンプルサイズが小さくなり検出力の低下が起こり得ます．欠測値を何らかの値で置き換え，補完されたデータセットを完全なデータであるかのように解析することもできます．脱落などにより途中で測定が行われなくなった場合，最後に測定された値を利用して統計解析を行う LOCF 法（last observation carried forward）や，他のサンプルのデータの平均値で補完するなどの方法が用いられます．

線形混合モデル（LMM）では，ランダムな欠測（MAR）の場合，不完全データのまま解析することができます．得られたデータセットの情報を最大限利用することができるだけでなく，欠測値のあるサンプルを除いたりデータを補完したりすることに伴う様々な問題を引き起こすことなく，統計学的に妥当な推測ができます（☞付録5. 線形混合モデルにおける欠測値の扱い）．

（参考文献2）

付録 1　R 本体の利用

R 本体による解析は，R Console のメニュー操作によって，あるいは，直接スクリプトを書いて実行します．

1）パッケージのダウンロードとインストール

R では関数やデータを機能別に分類してパッケージ（ライブラリ）という形にまとめてあります．EZR をインストール際に多くのライブラリが一緒にインストールされておりさまざまな解析ができます．EZR に含まれていない，あるいは，新たに作成・更新されたライブラリが必要な場合は，R Console のメニューを利用してダウンロードすることができます．

① R Console のメニュー：［パッケージ］→［CRAN ミラーサイトの設定］パッケージをダウンロードするサイト[注]を指定

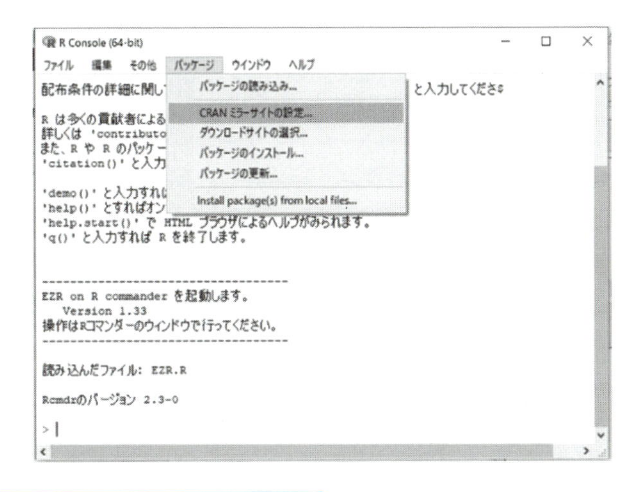

注：CRAN（Comprehensive R Archive Network）は，R 本体や各種パッケージをダウンロードするための Web サイト．全世界にミラーサイトが存在する．

②　ミラーサイト一覧から日本のサイトのどれかひとつを選択して OK をクリック

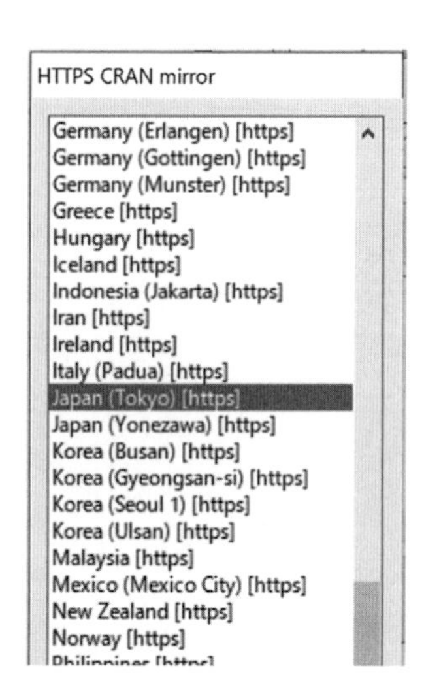

③　［パッケージ］ → ［パッケージのインストール］

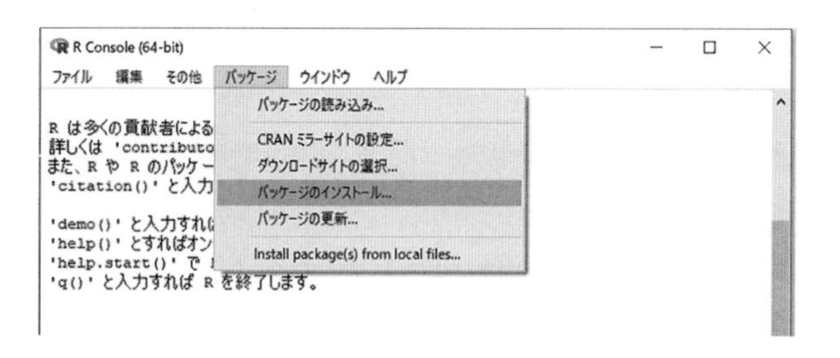

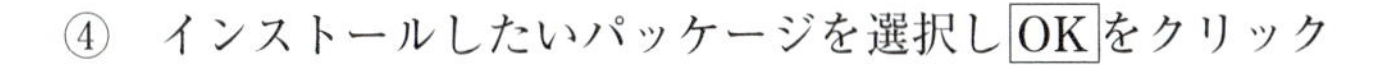

④　インストールしたいパッケージを選択し OK をクリック

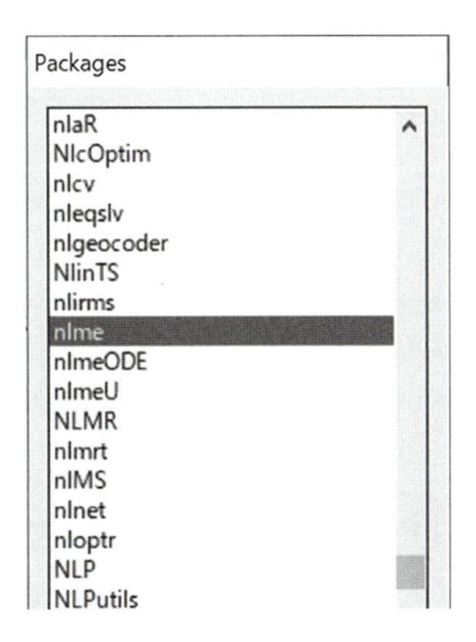

2）　R Console にスクリプトを書く

EZR を用いず，直接 R 本体を利用して解析を行う場合は，まず作業ディレクトリの確認し，データファイルを読み込むことから始めます．

①　R Console の＞の後に getwd( ) と入力し，Enter キーを押すと現在の作業ディレクトリが確認できる．

```
> getwd( )
[1] "C:/Users/ユーザー名/Desktop"
```

②　作業ディレクトリにデータファイルを置く．あるいは，setwd( ) 関数により，ファイルが保存してある場所に作業ディレクトリを変更する．

〈例：　データファイルが Documents フォルダの中の R フォルダにある場合〉

```
> setwd("C:/Users/ユーザー名/Documents/R")
```

③　ファイルを読み込む．

〈例：　R形式（.rda）のファイル，data_x_long.rdaを読み込む場合〉

```
>load("data_x_long.rda")
```

〈例：　CSV形式（.csv）[注]のファイル，data.csvを読み込んで，ファイル名をdata_x_longとする場合〉

```
>data_x_long<-read.csv("data.csv"))
```

④　R Consoleにスクリプトを1行ずつ書き，Enterキーを押す．

〈例：　Rスクリプト　No.4　等分散・無相関モデル（帰無モデル）の解析を行う場合〉

```
>library(nlme)
>null.model<-gls(cont~age+gender+time+treatment:time, correlation=
NULL, data=data_x_long)
>summary(null.model)
```

注：ExcelのデータはCSVファイル（.csv）として保存しおく．他のファイル形式の読み込みは成書を参考にしてください．　（参考文献10）

付録 2　線形モデルの分散分析表

線形モデル（LM）では，最小 2 乗法により得られたモデルの性質を分散分析表として要約します．EZR のデフォルトでは分散分析表（ANOVA table）の一部しか出力されません．

1）分散分析表の出力

分散分析表全体を出力させるには anova( ) 関数を用います．

```
# 線形モデル LinearModel.1 の分散分析表を出力注
> anova(LinearModel.1)

Analysis of Variance Table
Response: cont
              Df    Sum Sq    Mean Sq    F value      Pr(>F)
age            1      2695     2695.2     2.8920    0.092257
gender         1       999      998.9     1.0718    0.303137
treatment      1     10075    10074.8    10.8104    0.001411**
Residuals     96     89467      932.0
---
Signif. codes: 0 '***' 0.001 '**' 0.01 '*' 0.05 '.' 0.1 ' ' 1
```

2）線形モデルの出力と分散分析表の関係

anova( ) 関数により求めた分散分析表と，EZR の線形モデルのデフォルトの出力（☞ 6.2.4 線形モデル　▶線形モデルの実行と出力の読み方　(d) の部分）の関係は以下の通りです．

注：R コマンダー右上のモデル：[　　　]に表示されている（アクティブモデルとなっている）モデルを引数とする．

```
Residual standard error: 30.53 on 96 degrees of freedom        ………………… (d)
Multiple R-squared: 0.1334, Adjusted R-squared: 0.1063
F-statistic: 4.925 on 3 and 96 DF, p-value: 0.003172
```

モデル（age, gender, treatment の合計）

　モデルの自由度：Df＝age，gender，treatment の自由度の合計＝1＋1＋1＝3

　モデルの偏差平方和：　Sum Sq＝age，gender，treatment の偏差平方和の合計＝2695＋999＋10075＝13769

　モデルの平均平方和（分散）：　Mean Sq＝モデルの偏差平方和／モデルの自由度＝13769／3＝4589.667

残差（Residuals）

　残差の自由度：　Df＝96

　残差の偏差平方和：　Sum Sq＝89467

　残差の平均平方和（分散）：　Mean Sq＝89467／96＝932.0，誤差分散（error variance）とも呼ばれる．

　残差の標準誤差（Residual standard error）＝$\sqrt{残差の平均平方和（分散）}$＝$\sqrt{932.0}$＝30.53

R^2（Multiple R-squared）＝モデルの偏差平方和／（モデルの偏差平方和＋残差の偏差平方和）＝13769／(13769＋89467)＝13769／103236＝0.133374

F 値（F-statistic）＝モデルの平均平方和／残差の平均平方和＝4589.667／932.0＝4.925

p 値（p-value））は自由度（3 ,96）の F 分布を利用して求める：　0.003172

3）線形モデルにおける残差と分散分析表の関係

residuals( ) 関数を用いると，全サンプル（100 例）の cont の残差が出力されるので，分散分析表の残差（Residuals）の統計量がどのように算出されたかを確認できます．

```
#data_x の全サンプル（100 例）の cont の残差を出力
>residuals (LinearModel.1)

1           2           3           4           5           6
-27.0217947 12.4463581  -55.0240938 22.9759062  7.9736072   57.6057918

7           8           9           10          11          12
-36.2723694 47.5965955  -11.3965073 -11.6823779 -6.1789293  -1.2961699
....

# 全サンプル（100 例）の cont の残差を resid に代入
>resid<-residuals(LinearModel.1)

# 残差の偏差平方和（Sum Sq）を計算注
>sum(resid ^ 2)
[1] 89467.46

# 残差の平均平方和（Mean Sq）を計算
>sum(resid ^ 2)／96
[1] 931.9527

#残差の標準誤差（Residual standard error）を計算
>sqrt(sum (resid ^ 2) ／96)
[1] 30.5279

# 残差の要約統計量を出力
>summary(resid)
Min.        1st Qu.     Median      Mean        3rd Qu.     Max.
-69.0700    -17.7200    -0.3726     0.0000      18.8900     96.9300
```

注：sum(　)：合計の関数，sqrt（　）：平方根の関数，^：べき乗の演算子

付録3　尤度の計算

尤度（likelihood）は分かりにくい統計量ですが，直観的に理解しやすい2項分布のパラメータの推定を例として考えてみましょう．

コイン投げのように，「表と裏のどちらかしか起こらない」といった事象をベルヌーイ試行（Bernoulli trial）と呼びます．ベルヌーイ試行をn回繰り返す時，一方の事象（例：表が出る）が起こる回数は2項分布（binomial distribution）に従います．

1）　パラメータが既知の時の尤度計算

尤度とは，あるパラメータ，θを仮定した時，各データ（x_1，x_2，・・・x_n）の値が得られる確率の積です．θが決まっている時にx_1が得られる確率を$p(x_1 | \theta)$と表記します．θが決まっている時にn個のデータ（x_1，x_2，・・・x_n）すべてが得られる確率は$p(x_1 | \theta) \times p(x_2 | \theta) \times \cdots \times p(x_n | \theta)$です．これが$\theta$が決まっている場合の尤度の計算式です．

2項分布のパラメータは，成功率（コイン投げの例では表の出る確率）：pと，試行数：nです．歪みのないコインであれば1枚投げて表が出るか裏が出るかは半々ですから，pはとりあえず0.5と仮定しましょう．1枚だけ投げて表が出る確率は0.5です．2枚投げて2枚とも表が出る確率は$0.5 \times 0.5 = 0.25$，3枚投げて3枚とも表が出る確率は$0.5 \times 0.5 \times 0.5 = 0.125$，・・・10枚投げて10枚とも表が出る確率は$0.5^{10} = 0.0009765625$です．これが$p = 0.5$，$n = 10$の時，すべて表が出る尤度です．尤度とは同時確率，つまり，「コインが表」という事象が10枚同時に起こる確率です．確率は0～1の値をとるので，尤度は試行数，nが増えると非常に小さな値になります．

すべて表，のような極端な場合だけでなく，10枚中，表が1枚，2枚，…といろいろな場合の尤度（同時確率）を求めることができます．n回中，k回事象が生じる確率，$f(x = k)$は以下の一般式で表されます．

$$f(x=k) = {}_{n}C_{k} \times p^{k}(1-p)^{n-k}$$

p：個々の事象が起こる確率，${}_{n}C_{k}$：2 項係数．以下の階乗計算により求める（例：3! = 1 × 2 × 3 = 6，R 関数で求める場合は factorial（3））．

$${}_{n}C_{k} = \frac{n!}{(n-k)!\,k!}$$

例えば，p = 0.5 の時，10 枚のコインを投げて 3 枚表（7 枚裏）が出る尤度（同時確率）は，

$$\mathrm{f}\,(\mathrm{x}=10) = \frac{10!}{(10-3)!3!} \times 0.5^{3} \times \ (1-0.5)^{(10-3)}$$

$$= \frac{10 \times 9 \times 8 \times 7 \times 6 \times 5 \times 4 \times 3 \times 2 \times 1}{(7 \times 6 \times 5 \times 4 \times 3 \times 2 \times 1) \times (3 \times 2 \times 1)} \times 0.5^{10} = 120 \times 0.0009765625$$

$$= 0.1171875$$

2）　パラメータが未知の時の尤度計算

実際にはパラメータは未知です．得られたデータから推定しなければなりません．そこで，データセットのすべてのデータの値が固定されていると考え，パラメータを少しずつ変化させながらどんな値であれば尤もらしいかを計算します．試行数：n は 10 回と固定しておき，成功率：p のみ変化させます．

表が 10 回出た時，p はどんな値であると考えられるでしょうか？歪みのないコイン（p = 0.5）を投げた時にはめったに起こらないことですから，歪んでいる（p ≠ 0.5）可能性が高そうです．そこで，p を 0 から 1 の間で少しずつ変化させて尤度を計算します．2 項分布に従う事象の確率は，R の dbinom(　) 関数で簡単に計算できます．引数は順に，成功回数（表が出た回数），試行数，および，成功率です．試行数 = 10 回，p = 0.3，0.5，0.9，および 1 の時，10 回表が出る確率（尤度）を求めてみましょう．

```
>dbinom (10, 10, 0.3)
[1] 5.9049e-06

>dbinom (10, 10, 0.5)
[1] 0.0009765625

>dbinom (10, 10, 0.9)
[1] 0.3486784

>dbinom (10, 10, 1)
[1] 1
```

次は，pを0から1まで連続的に変化させて横軸に，その時の尤度を縦軸にプロットします．

function(x) は引数のxを変化させる新しい関数を定義します．これをlikelihood（名前は自由につける）に代入します．plot( ) は数学関数などをグラフに出力する関数です．引数はグラフにする関数名（likelihood），x軸の範囲（0:1，0から1まで），x軸のラベル名（xlab="p"）．

```
# 成功率，xの時10回中10回表が出る尤度を求める関数名をlikelihoodとする
>likelihood<-function (x) dbinom (10, 10, x)

#  xを0から1まで変化させて，likelihoodをグラフに描く
>plot (likelihood, 0:1, xlab="p")
```

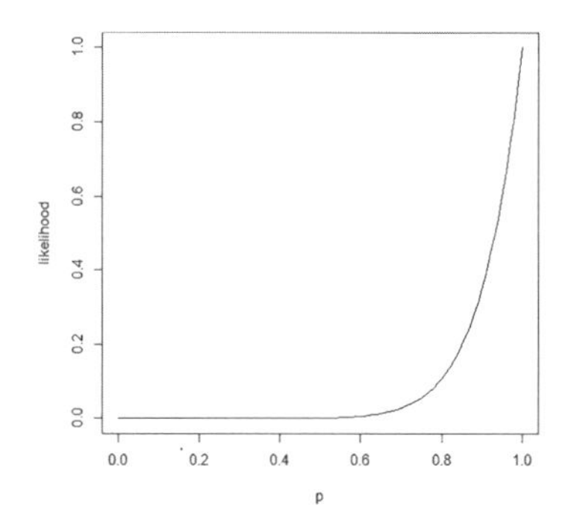

10回中10回表が出たという場合，pが1の時に最も尤度が高くなります．10回中10回とも表となるのは，2項分布の成功率（表が出る確率，p）が1，すなわち，100%表が出るように歪めてある時に最も起こりやすいということを意味しています．ちなみに，10回中5回表が出た場合は以下のように，pが0.5の時に最も尤度が高くなります．

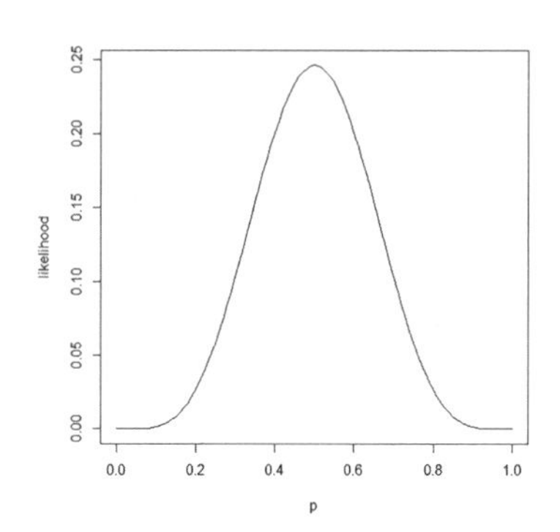

3）　対数尤度の計算

通常，尤度は非常に小さな値をとります．最尤推定法では，尤度はそのままでは扱いにくいので，log(）関数を使って対数変換します．対数をとっても大小関係は変わりませんから対数尤度が最大になるようにパラメータを求めます．pを0から1まで変化させて10回中10回表が出た時の対数尤度をプロットすると以下のグラフのようになります．

```
# 成功率，x の時 10 回中 10 回表が出る対数尤度を求めグラフに描く
>loglikelihood<-function (x) log (dbinom (10, 10, x))
>plot (loglikelihood, 0:1, xlab="p")
```

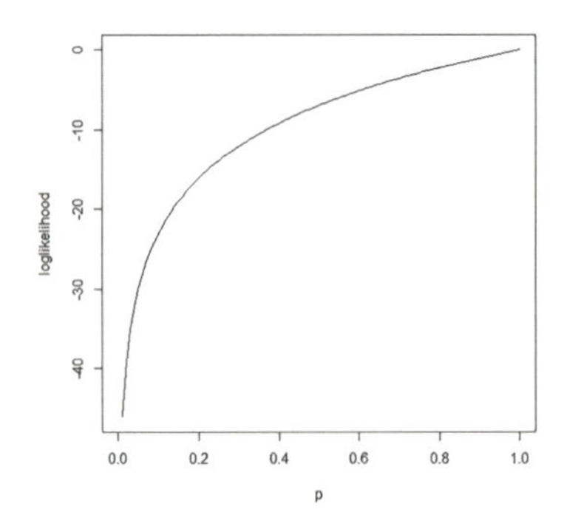

data_x の変数，治癒 binom も，コインの裏表と同様 2 項分布に従います．治療法 treatment で 2 群に分け，単変量解析した結果，治癒は，治療法 A 群は 51 症例中 11 例，治療法 B 群では 49 症例中 21 例でした（☞ 7.2 2 項ロジスティック回帰分析の実際）．両群の治癒率，p と対数尤度の関係をグラフに描いてみましょう．

```
# 治療法 A 群の治癒率の対数尤度を求めグラフに描く
>loglikelihood_A<-function (x) log (dbinom (11, 51, x))
>plot (loglikelihood_A, 0:1, xlab="p")

# 治療法 B 群の治癒率の対数尤度を求めグラフに描く
>loglikelihood_B<-function (x) log (dbinom (21, 49, x))
>plot (loglikelihood_B, 0:1, xlab="p")
```

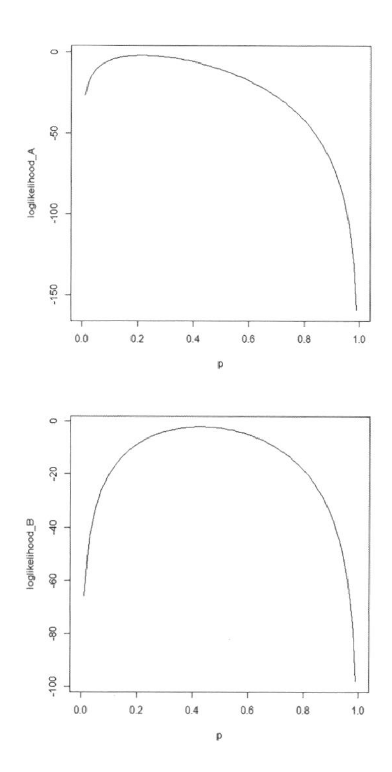

単変量解析での治癒率は，治療法A群：11/51＝0.216，治療法B群：21/49＝0.429あたりが最大対数尤度となっていることがわかります．

付録 4 線形混合モデルにおけるサンプルごとの予測値と残差

各モデルにおいて，サンプルごとの予測値および残差を求めると，残差＝実測値-予測値となっていることが確認できます．

まず，データセット data_x_long の変数を出力させて確認しておきましょう．全変数の値を出力させるにはデータセット名，一部の変数を取り出すには，データセット名$変数名（例，cont のみ取り出すには，data_x_long$cont）を入力します．

```
# data_x_long の全サンプル（400 例）の変数の値の確認
> data_x_long

       ID   age   gender   treatment   time   cont
1       1    61        M           A      0    165
2       1    61        M           A      1    150
3       1    61        M           A      3    134
4       1    61        M           A      7    113
5       2    51        F           A      0     83
6       2    51        F           A      1     98
7       2    51        F           A      3    112
8       2    51        F           A      7    142
. . . . . . . . .

# data_x_long の全サンプル（400 例）の cont のみの値の確認
> data_x_long$cont

[1] 165 150 134 113 83 98 112 142 151 123 94 82 145 149 152 160 226 198 171 142
. . . . . . . . .
```

1） 帰無モデル

```
#data_x_longの全サンプル（400例）のcontの予測値を出力
>predict (null.model)

1        2        3        4        5        6        7        8        9
139.6195 139.3152 138.7068 137.4898 132.7574 132.4531 131.8447 130.6277 139.9781

10       11       12       13       14       15       16       17       18
139.6739 139.0654 137.8484 139.9781 139.6739 139.0654 137.8484 140.3367 140.0325
......

#data_xの全サンプル（400例）のcontの残差を出力
>residuals (null.model)

1            2            3            4            5            6
25.380539511 10.684775278 -4.706753188 -24.489810120 -49.757367551 -34.453131784

7            8            9            10           11           12
-19.844660250 11.372282819 11.021903010 -16.673861223 -45.065389689 -55.848446621
......

attr (,"std") 注
[1]  30.84785 30.84785 30.84785 30.84785 30.84785 30.84785 30.84785 30.84785 30.84785
[10] 30.84785 30.84785 30.84785 30.84785 30.84785 30.84785 30.84785 30.84785 30.84785
......
```

例） ID 1 の治療前（time: 0）の cont の実測値＝165，予測値＝139.6195，残差＝25.380539511

残差＝実測値 − 予測値

＝165 − 139.6195＝25.3805

標準化残差の要約統計量（☞ 《R スクリプト　No.4　等分散・無相関モデ

注：attr（,″std″）は，制限付き最尤法（REML）により残差が等分散（標準偏差＝30.84785）と仮定されていることを表す．

ル（帰無モデル）の解析》の出力（d）の部分）はresiduals(　)関数を用いて求めることができます.

```
# 標準化残差の要約統計量を出力注
>summary (residuals (null.model, type="pearson"))

        Min.      1st Qu.      Median        Mean     3rd Qu.        Max.
    -2.42800     -0.63540    -0.03158     0.00000     0.68320     3.43100
```

2） CSモデル

```
#data_x_longの全サンプル（400例）のcontの予測値を出力
>predict (cs.model)

1        2        3        4        5        6        7        8        9
139.6109 139.1867 138.3381 136.6409 132.7689 132.3446 131.4960 129.7989 139.9790

10       11       12       13       14       15       16       17       18
139.5548 138.7062 137.0090 139.9790 139.5548 138.7062 137.0090 140.3471 139.9228
. . . . . .

#data_xの全サンプル（400例）のcontの残差を出力
>residuals (cs.model

1            2            3            4             5             6
25.389050160 10.813336387 -4.338091159 -23.640946251 -49.768900159 -34.344613932

7             8            9            10           11            12
-19.496041478 12.201103430 11.020957002 -16.55475677 -44.706184317 -55.009039409
. . . . .
```

注：residual(　)関数のオプション，type="pearson"で，ピアソン残差を指定すると，サンプルごとの残差をそれぞれの標準偏差（std）で割った値，標準化残差（Standardized residuals）の要約統計量を求めることができる.

```
attr(,"std")
[1]  31.02717 31.02717 31.02717 31.02717 31.02717 31.02717 31.02717 31.02717 31.02717
[10] 31.02717 31.02717 31.02717 31.02717 31.02717 31.02717 31.02717 31.02717 31.02717
. . . . .
```

例） ID 1の治療前（time: 0）のcontの実測値＝165，予測値＝139.6109，残差＝25.389050160

残差＝165 − 139.6109＝25.3891

3） 変量切片モデル

```
#data_x_longの全サンプル（400例）のcontの固定効果のみによる予測値を出力注
>predict(rint.model, level=0)

1        1        1        1        2        2        2        2        3
139.6109 139.1867 138.3381 136.6409 132.7689 132.3446 131.4960 129.7989 139.9790

3        3        3        4        4        4        4        5        5
139.5548 138.7062 137.0090 139.9790 139.5548 138.7062 137.0090 140.3471 139.9228
. . . . . . .

#data_x_longの全サンプル（400例）のcontの固定効果と変量効果による予測値を出力
>predict(rint.model, level=1)

1         1         1         1         2         2         2         2
141.36470 140.94041 140.09184 138.39470 113.27469 112.85040 112.00183 110.30469

3         3         3         3         4         4         4         4
117.53313 117.10884 116.26027 114.56312 150.80244 150.37816 149.52958 147.83244
. . . . . .
```

注：predict( )関数のオプション，level＝0を指定すると，固定効果のみによる予測値，level＝1を指定すると固定効果と変量効果による予測値が得られる．residuals( )関数も同様．

```
# data_x_long の全サンプル（400 例）の cont の固定効果のみによる残差を出力
> residuals (rint.model, level=0)

1            1            1            1             2             2
25.389050160 10.813336384 -4.338091166 -23.640946267 -49.768900159 -34.344613934

2             2            3            3             3             3
-19.496041484 12.201103415 11.020957002 -16.554756773 -44.706184324 -55.009039425
. . . . . .

# data_x_long の全サンプル（400 例）の cont の固定効果と変量効果による残差を出力
> residuals (rint.model, level=1)

1            1           1            1             2             2
23.635298814 9.059585038 -6.091842512 -25.394697613 -30.274689970 14.850403746

2            2            3            3           3             3
-0.001831296 31.695313603 33.466874618 5.891160842 -22.260266708 32.563121809
. . . . . .
```

例）　ID 1 の治療前（time: 0）の cont の実測値 = 165

固定効果のみによる，予測値 = 139.6195，残差 = 25.389050160

残差 = 165 − 139.6109 = 25.3891

固定効果と変量効果による，予測値 = 141.36470，残差 = 23.635298814

残差 = 165 − 141.36470 = 23.6353

4）変量切片傾きモデル

```
# data_x_long の全サンプル（400 例）の cont の固定効果のみによる予測値を出力
> predict (rinslo.model, level=0)

1        1        1        1        2        2        2        2        3
140.0117 139.6534 138.9368 137.5036 132.1770 131.8187 131.1021 129.6689 139.6351

3        3        3        4        4        4        4        5        5
139.2768 138.5602 137.1270 139.6351 139.2768 138.5602 137.1270 139.2585 138.9002
. . . . . . .


# data_x_long の全サンプル（400 例）の cont の固定効果と変量効果による予測値を出力
>predict (rinslo.model, level=1)


1         1         1         1         2        2        2         2
158.58175 152.05065 138.98843 112.86401 88.62448 96.11086 111.08362 141.02914

3         3         3         3        4         4         4         4
136.13543 127.90224 111.43586 78.50311 146.09239 147.89776 151.50850 158.72999
. . . . . .


# data_x_long の全サンプル（400 例）の cont の固定効果のみによる残差を出力
> residuals (rinslo.model, level=0)


1            1            1           1            2            2
24.98829402  10.34659833  -4.93679304 -24.50357579 -49.17703112 33.81872680

2            2            3           3            3            3
-19.10211818 12.33109908  11.36488676 -16.27680893 -44.56020030 -55.12698305
. . . . . .


# data_x_long の全サンプル（400 例）の cont の固定効果と変量効果による残差を出力
> residuals (rinslo.model, level=1)
```

```
1            1            1            1            2            2
6.418247330  -2.050646365 -4.988433754 0.135991467  -5.624483120 1.889136872

2            2            3            3            3            3
0.916376856  0.970856824  14.864566116 -4.902244159 -17.435864710 3.496894190
......
```

例）ID 1 の治療前（time: 0）の cont の実測値＝165

固定効果のみによる，予測値＝140.0117，残差＝24.98829402

残差＝165 − 140.0117＝24.9883

固定効果と変量効果による，予測値＝158.58175，残差＝6.418247330

残差＝165 − 158.58175＝6.41825

付録5 線形混合モデルにおける欠測値の扱い

線形混合モデル（LMM）では，ランダムな欠測（MAR）の場合，不完全データのまま解析することができます．欠測値のあるサンプル全体を除く必要はありません．

例えば，data_x_long の ID 1 の治療後 7 日における cont が欠測値となった場合，データセット作成時に欠測値には NA と入力しておくと，その行（ID 1 の治療後 7 日のデータ）のみ除いて解析することができます．他の変数が欠測している場合も同様です．

ID	age	gender	treatment	time	cont
1	61	M	A	0	165
1	61	M	A	1	150
1	61	M	A	3	134
~~1~~	~~61~~	~~M~~	~~A~~	~~7~~	~~NA~~
2	51	F	A	0	83
2	51	F	A	1	98
2	51	F	A	3	112
2	51	F	A	7	142
3	53	M	A	0	151
3	53	M	A	1	123
3	53	M	A	3	94

lme( ) 関数の引数として，na.action = na.omit を追加しておきます．gls( ) 関数も同様です．

```
# 欠測値のある行は除いて変量切片傾きモデルにより解析する
library (nlme)
rinslo. model <-lme (cont~age+gender+time+treatment: time, random=~1+time|ID,
data=data_x_long, na.action=na.omit)
summary (rinslo.model)
```

```
Linear mixed-effects model fit by REML
 Data: data_x_long
       AIC         BIC      logLik
  3478.939    3514.726   -1730.469

Random effects:
 Formula: ~1+time | ID
 Structure: General positive-definite, Log-Cholesky parametrization
              StdDev          Corr
(Intercept)  32.642348        (Intr)
time          5.776049        -0.643
Residual      8.791059

Fixed effects: cont~age+gender+time+treatment: time
                        Value  Std. Error   DF    t-value   p-value
(Intercept)         129.83072   11.354266  297  11.434533    0.0000
age                   0.04619    0.194200   97   0.237862    0.8125
gender[T.M]           7.35829    5.208438   97   1.412763    0.1609
time                 -0.36034    0.752487  297  -0.478865    0.6324
time: treatment[T.B] -2.80566    0.920057  297  -3.049441    0.0025
Correlation:
                        (Intr)       age     g[T.M]     time
age                     -0.925
gender[T.M]             -0.051    -0.202
time                    -0.170     0.018      0.007
time: treatment[T.B]     0.032    -0.030     -0.009    -0.601

Standardized Within-Group Residuals:
           Min            Q1          Med           Q3          Max
  -2.880772621  -0.342501605  0.008480164  0.399864128  3.041809668

Number of Observations: 399
Number of Groups: 100
```

Number of Observations が 1 行分減って 399 と変わっていますが，Number of Groups は 100 例のままです．欠測値がない場合に近い統計量が得られています（☞ 10.2.2　固定効果と変量効果を含むモデル　B. 変量切片傾きモデル）．

参考文献

1. 丹後俊郎：統計学のセンス，朝倉書店，東京，1998
2. Verbeke G, Molenberghs G 編，松山　裕，山口拓洋編訳：医学統計のための線型混合モデル—SAS によるアプローチ—，サイエンティスト社，東京，2001
3. Motulsky H, Christopoulos A: Fitting models to biological data using linear and nonlinear regression. A practical guide to curve fitting. GraphPad Software, San Diego, 2003
4. 森實敏夫，福岡敏雄，中山健夫，他 : EBM 実践のための医学文献評価選定マニュアル，ライフサイエンス出版，東京，2004
5. 奥田千恵子：医薬研究者のための統計ソフトの選び方　第 2 版，金芳堂，京都，2005
6. Grafen A, Hails R 著，野間口謙太郎，野間口真太郎訳：一般線形モデルによる生物科学のための現代統計学，共立出版，東京，2007
7. Dobson AJ 著，田中　豊，森川敏彦，山中竹春，冨田　誠訳：一般化線形モデル入門，共立出版，東京，2008
8. Katz MH 著，木原雅子，木原正博監訳：医学研究のための多変量解析，一般回帰モデルからマルチレベル解析まで，メディカル・サイエンス・インターナショナル，東京，2008
9. Crawley MJ 著，野間口謙太郎，菊池泰樹訳：統計学：R を用いた入門書，共立出版，東京，2008
10. 青木繁伸：R による統計解析，オーム社，東京，2010
11. Grobbee DE, Hoes AW 著，福井次矢監訳：臨床疫学　臨床研究の原理・方法・応用，東京，インターメディカ，2011
12. 奥田千恵子：医薬研究者の視点から見た道具としての統計学　第 2 版，金芳堂，京都，2011
13. 久保拓弥：データ解析のための統計モデリング入門　一般化線形モデル・階層ベイズモデル・MCMC，岩波書店，東京，2012

14. 竹澤邦夫：R で学ぶデータサイエンス　20　シミュレーションで理解する回帰分析，共立出版，東京，2012
15. 丹後俊郎：経時的繰り返し測定デザイン，朝倉書店，東京，2015
16. 神田善伸：EZR でやさしく学ぶ統計学—EBM の実践から臨床研究まで—（2 版），中外医学社，東京，2015
17. Moons KGM, Altman DG, Reitsma JB, et al. Transparent Reporting of a multivariable prediction model for Individual Prognosis Or Diagnosis（TRIPOD）: Explanation and Elaboration. Ann Intern Med. 2015; 162: W1-73
18. 大江和彦：医療情報データベースの基盤整備　多角的なデータ解析のために．情報管理 59: 277-283, 2016
19. Korosteleva O: Advanced regression models with SAS and R. Chapman and Hall/CRC, New York, 2018
20. 奥田千恵子：親切な医療統計学　第 2 版，金芳堂，京都，2019

日本語索引

み

む

も

ゆ

よ

ら

り

る

れ

ろ

欧文索引

[著者略歴]
奥田　千恵子　医学博士
1972 年　京都大学薬学部製薬化学科卒業
1986 年　京都府立医科大学麻酔学教室講師
1993 年　(財)ルイ・パストゥール医学研究センター基礎研究医療統計部門研究員
2011 年　横浜薬科大学教授
　　　　京都府立医科大学客員教授
2018 年　横浜薬科大学客員教授
[所属学会]
日本薬理学会，学術評議員
日本計算機統計学会
[著　　書]
医薬研究者のためのケース別統計手法の学び方，金芳堂，京都，1999
医薬研究者のための統計ソフトの選び方（改 2），金芳堂，京都，2005
医薬研究者のための評価スケールの使い方と統計処理，金芳堂，京都，2007
医薬研究者のための研究デザインに合わせた統計手法の選び方，金芳堂，京都，2009
医薬研究者のための統計記述の英文表現（改 3），金芳堂，京都，2010
医薬研究者の視点からみた道具としての統計学（改 2），金芳堂，京都，2011
医療系はじめまして！統計学，金芳堂，京都，2015
親切な医療統計学（第 2 版），金芳堂，京都，2019
[訳　　書]
たったこれだけ！医療統計学（改 2），金芳堂，京都，2015

医療従事者のためのリアルワールドデータの統計解析　はじめの一歩

2019年 12 月 10 日　第 1 版第 1 刷 ©

著　者　　奥田千恵子　OKUDA, Chieko
発行者　　宇山閑文
発行所　　株式会社金芳堂
　　　　　〒 606-8425 京都市左京区鹿ケ谷西寺ノ前町 34 番地
　　　　　振替　01030-1-15605
　　　　　電話　075-751-1111(代)
　　　　　https://www.kinpodo-pub.co.jp/
印刷・製本　　亜細亜印刷株式会社

落丁・乱丁本は直接小社へお送りください．お取替え致します．

Printed in Japan
ISBN978-4-7653-1802-0